U0295452

拥抱五十岁后的生命

瑞典医生关于饮食、锻炼和睡眠的建议

［瑞典］克斯廷·布里斯玛（Kerstin Brismar）
［瑞典］玛丽特·安德森（Marit Andersson）　著

［瑞典］顾丰（Harvest F. Gu）　李楠　译

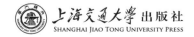

上海交通大学出版社
SHANGHAI JIAO TONG UNIVERSITY PRESS

内容提要

本书作者克斯廷·布里斯玛（Kerstin Brismar）博士是卡罗琳斯卡医学院内分泌系主任医师、糖尿病研究中心主任、以及资深教授。瑞典卡罗琳斯卡医学院是世界上享有盛誉的医科大学之一，该学院诺贝尔委员会每年负责评审和颁发诺贝尔生理学或医学奖。作者将其50多年的临床经验、科研成果和自己的生活体验结合起来，写成了这本书。本书介绍了蓝色地带的生活方式，说明了饮食、锻炼、睡眠、压力、饮酒等与健康的关系，提出了一系列拥抱生活和健康长寿的最佳建议。作者认为，无论您是50岁、60岁、70岁，还是更年长的读者，改善生活方式、提高健康水平，永远不会太迟。

图书在版编目(CIP)数据

拥抱五十岁后的生命：瑞典医生关于饮食、锻炼和
睡眠的建议／〔瑞典〕克斯廷·布里斯玛
(Kerstin Brismar)，〔瑞典〕玛丽特·安德森
(Marit Andersson)著；〔瑞典〕顾丰，李楠译.
上海：上海交通大学出版社，2025.1 -- ISBN 978-7-313-
31544-1

Ⅰ. R161
中国国家版本馆 CIP 数据核字第 2024DC1481 号

拥抱五十岁后的生命：

瑞典医生关于饮食、锻炼和睡眠的建议
YONGBAO WUSHISUI HOU DE SHENGMING：
RUIDIAN YISHENG GUANYU YINSHI、DUANLIAN HE SHUIMIAN DE JIANYI

著　　者：〔瑞典〕克斯廷·布里斯玛(Kerstin Brismar)
　　　　　〔瑞典〕玛丽特·安德森(Marit Andersson)
译　　者：〔瑞典〕顾　丰　李　楠
出版发行：上海交通大学出版社　　　　　地　　址：上海市番禺路 951 号
邮政编码：200030　　　　　　　　　　电　　话：021-64071208
印　　制：上海颛辉印刷厂有限公司　　　经　　销：全国新华书店
开　　本：880 mm×1230 mm　1/32　　印　　张：7.875
字　　数：125 千字
版　　次：2025 年 1 月第 1 版　　　　　印　　次：2025 年 1 月第 1 次印刷
书　　号：ISBN 978-7-313-31544-1
定　　价：68.00 元

ISBN 978 – 91 – 1 – 310235 – 1

© 2020 Kerstin Brismar och Marit Andersson
och Norstedts, Stockholm

Första upplagan, andra tryckningen

Formgivning: Pernilla Qvist

Omslagsfoto: Magnus Liam Karlsson

Prepress: JK Morris AB, Värnamo

Tryckt inom EU 2020

www.norstedts.se

Norstedts ingår i Norstedts
Förlagsgrupp AB, grundad 1823

我们建议所有读者把这本书作为追求健康和幸福的科普读物,而不是用这本书取代专业的医学护理或治疗。

译 者 的 话

　　我国已经进入老龄化社会，老年人口日益增长，老龄化程度不断加深。根据卫健委的预测，在"十四五"时期（2021—2025年），我国60岁及以上老年人口将突破3亿，占总人口的比例超过20％，我国将进入中度老龄化阶段。到2035年左右，60岁及以上老年人口预计将超过4亿，占总人口的30％，我国将进入重度老龄化阶段。

　　中老年人面临的最重要的问题是如何保持和提高健康水平。瑞典卡罗琳斯卡医学院（Karolinska Institutet）位于斯德哥尔摩市，是世界上顶尖的医学院之一，每年负责评审和颁发诺贝尔生理学或医学奖，在国际上享有盛誉。克斯廷·布里斯玛（Kerstin Brismar）是该大学的著名教授之一，曾担任罗尔夫·拉夫特（Rolf Luft）糖尿病研究中心主任，也是卡罗琳斯卡大学医院内分泌系临床主任医师。她在75岁的时候，对其五十多年的临床和科研工作经验进行了总结，为中老年朋友们写下了这本书。

　　本人在1989年赴瑞典求学，2019年回国工作。在瑞典近三十年的时间里，主要是在卡罗琳斯卡医学院罗尔夫·拉夫特糖尿病研究中心从事基础研究和高等教育工作。克斯廷教授是我的老师，也是我的朋友。在她的建议下，我与江苏省中医院李楠主治医师合作，把她的瑞典语原著翻译成中文版献上，并根据我国的国情，补充了少量注解。我在瑞典学习、工作和生活的三十年时间里，充分感受到了瑞典的文化。瑞典人对于 50 岁生日很重视，总要庆祝一番，因为他们认为五十不惑，到了 50 岁以后，人生才真正地开始。希望这本书能够对我国中老年人保持和提高自己的健康水平有所帮助。本书的翻译难免有误，敬请批评指正。

最后，衷心祝您健康长寿！

顾丰（Harvest F. Gu）

2024 年 1 月于中国南京

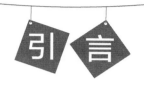

引言

在从医 50 年的生涯中,我接诊了很多病人,了解了他们的健康状况,并掌握了许多与中老年人生活密切相关的知识,以及如何保持健康长寿的秘诀。一些人尽管患有慢性病,却安然若泰,坚强乐观;而另外一些人的身体并无大碍,却整日垂头丧气,身体虚弱且内心焦虑。

多年来,我积极投身于糖尿病相关的科研工作中,包括如何预防 2 型糖尿病,以及如何预防糖尿病可能导致的并发症。由于我多年来一直从事糖尿病的相关研究,我对人们的生活方式产生了浓厚的兴趣,而饮食和锻炼就是生活方式的重要组成部分。20 世纪 70 年代,我曾经发表了一篇关于"肥胖与 2 型糖尿病、高血压之间存在关联,并受大脑调控"的论文。

您可能已经知道健康饮食和锻炼身体的重要性,这不仅适用于年轻人,同样也适用于中老年人。但是,若想要延年益寿,我们不能只关注饮食和锻炼,社交和友谊、睡眠和休息、压力过后的恢复以及保持积极的生活态度同样重要。

多年来，我一直努力保持积极的生活态度和对工作的热情。在这本书中，我将总结我个人的经验，介绍一些与延年益寿相关的知识，并提出一些好的建议，以帮助您尽可能长时间保持健康。我从有关"蓝色地带"的学说中获得了灵感，这些蓝色地带位于世界不同的地方，那里有许多人都活到了 90 岁或以上，十分长寿，且都充满了活力。研究表明，他们的生活方式为他们的健康长寿奠定了基础。我们即使没有居住在蓝色地带，但通过学习他们的生活方式，也可以极大地提高我们的身体健康水平和生活质量。

与其他人一样，我也一直在与身体超重作斗争。我离婚后，遇到了我现在的伴侣，他经常给我烹调美味佳肴，甚至晚餐都会做三道菜，我的体重就这样增加了十公斤，我不得不努力去减重。我曾经吸了好几年的烟。为了戒烟，我不得不制订了一个周全的戒烟计划。因此，我知道改掉一个坏习惯有多难，但我也知道坏习惯是可以改掉的。

诚然，有些疾病是无法通过改善生活习惯来避免的。但是，当您读到这本书时，您会意识到您可以做很多事情来提高您身体的健康水平和生活质量。您可以循序渐进地养成新的生活习惯，哪怕是一个小小的改变，譬如开始散散步，在饮食中加入一些有益健康的食物，睡得早一点等,这些都很重要。

当我看到一些患者成功地改变了他们自己的生活方式,从而变得更健康、更有活力、更快乐的时候,我很感激医学及科研知识的发展带给他们的帮助。现在,我与这本书的合著者玛丽特·安德森(Marit Andersson)一起向您和其他阅读这本书的人讲述我们的经历。我们将介绍与生活方式相关的内容,包括饮食、锻炼、睡眠和康复,饮酒和吸烟如何影响身体,以及如何降低感染风险等。您将从之后的内容中学到不同的身体状况应该去做哪一项检查,最后一章中我们专门介绍了中老年人最常见的疾病。

总而言之,最重要的是努力改变自己的生活方式,无论您是50岁、60岁、70岁,还是更年长。我希望这本书能够激励您做到这一点。

克斯廷·布里斯玛(Kerstin Brismar)

2020年9月于斯德哥尔摩

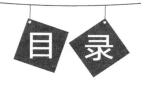

目 录

健康长寿的蓝色地带

　　也许您听说过在地球上某些地区的人均寿命很长。这些地区通常被称为蓝色地带。

　　蓝色地带是因作家兼探险家丹斯克·比特纳（Dansk Buettner）用蓝色的笔在地图上划出这些地区而命名的。他想探究为什么数百年来地球上大部分健康长寿的人都生活在那里，所以他在2004年代表《国家地理》杂志访问了这些蓝色地带。他和几位研究人员发现：在蓝色地带，人们的生活方式对他们的健康长寿至关重要。我认为，为了能够保持健康长寿和高质量的生活，生活在瑞典和西方世界的我们，有很多东西要向生活在蓝色地带的人们学习，这也许是我们可以事半功倍地保持健康长寿的一条途径。

　　在20世纪70年代，日本科学家铃木诚（Makoto Suzuki）研究了为什么在日本冲绳岛上生活的人们如此长寿，尤其是在以捕鱼和园艺为生的大宜味村（Ogimi）。他收集了900名年龄为100岁或者100岁以上老人的数据。20年后，意大利医学统计学家吉安尼·佩斯（Gianni Pes）和比利时人口统计学家米歇尔·普兰（Michel Poulain）两个人一起研究了意大利撒丁岛（Sardinien）上维拉格兰德村（Villagrande）的居民，这个村庄有很多老年人都活到了100岁或100岁以上，且他们身体依旧健朗，还在坚持牧羊。研究人员发表了他们的研究结果，从而引起了人们对研究世界上其他蓝色地带的兴趣。进一步的研究发现这些地区的很多人寿命都超过90或100岁，而且没有患慢性病和痴呆。

除了日本的冲绳（Okinawa）和意大利撒丁岛的维拉格兰德（Villagrande på Sardinien）外，希腊的伊卡里亚岛（Ikaria）、哥斯达黎加的尼科亚湾（Nicoya）和美国加利福尼亚州的洛马琳达地区（Loma Linda）都属于被研究最多的蓝色地带。这些蓝色地带虽然位于不同的大陆，但有趣的是它们都处于同一纬度，气候非常适宜种植水果和蔬菜。因此，这些地区的居民如此健康长寿可能与他们的生活方式密切相关。

📖 生活方式比基因更重要

人们常说，遗传基因对于人类健康发挥着重要的作用。有的人甚至强调,遗传基因对 100 岁或更长寿的老人至关重要。染色体末端有端粒,曾有人说端粒的长度决定了寿命,而我们的生活方式会影响端粒的长度,这已经被科学研究所证实。因此,遗传基因对于健康长寿固然重要,但生活方式也可以影响基因的功能。表观遗传学主要研究的问题就是在基因的 DNA 序列没有发生改变的情况下,哪些机制会引起可遗传的基因表达或细胞表现型的变化。

📖 10 个重要的健康因素

您可能已经读过或者听过大量关于生活方式的建议,譬如应该吃什么或者避免摄入什么、应该多运动、保持充足的睡眠等。这些建议听起来都有道理,但在实际生活中,真正遵循这些建议并且实施时,很多人可能会感到不知所措,无从下手。

在这本书中,我根据科研人员的研究成果以及我本人与患者面诊的临床经验,提出了一些切实有效的建议。我认为,无论您的年龄和生活状况如何,关于蓝色地带的科研成果都可以为您所用,这本书或许可以成为您在日常生活中必不可少的工具书。

在蓝色地带，有 10 种常见的生活方式有助于健康长寿，值得我们借鉴：

➢ 每天做几个小时的家务活（包括在家里和院子里）。预期寿命可以延长 7 年（备注：研究表明，与日常生活中不锻炼身体相比，保持体力活动的这种生活方式可以延长 7 年的寿命）。

➢ 感到生活有意义，愿意承担一点社会义务，为他人做些事情。预期寿命可以延长 7 年。

➢ 减压、午睡、祈祷、清心寡欲、冥想。

➢ 每餐都不要吃得过饱，感到不饿的时候就停止进食。每天"进食窗口"为 8～10 小时，保证晚餐的量在一日三餐中最少。晚上 7 点之后不再进食，尽量保持夜晚禁食时间达 12～14 个小时。

➢ 将豆类、香草、蔬菜、水果（富含抗氧化剂和纤维素的食物）作为主要食物，少吃肉，多吃海里生长的鱼和其他海产品。

➢ 完全不饮酒。如果与他人相聚在一起时，可以适量饮酒，但仅在用餐时饮酒。

➢ 参加一个团体或者社区的活动，定期与童年的伙伴或者朋友见面，互相帮助和支持。预期寿命延长 4～14 年。

➢ 高度重视家庭，包括儿童和老人，与伴侣长相守。预期

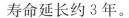

寿命延长约 3 年。

➢ 摆脱经济困难的问题,与家人团结一致,互相帮助。

➢ 遵循昼夜节律,昼精夜暝,天亮时起床,天黑时睡觉。

📖 更多的关于蓝色地带生活方式的信息

　　您能够把以上这 10 个健康的生活方式应用到您的日常生活中吗?生活有时会让人感到纷繁复杂,压力很大,即便如此,您有信心改变您的旧习惯吗?我确信您能,因为我见过很多患者,他们在日常生活习惯方面做出了或多或少的改变,从而有效地帮助他们变得更健康。下面谈谈我对蓝色地带生活方式的一些看法。

➢ 那些生活在蓝色地带的人们之所以能够保持健康,是因为他们基本上与外界隔绝。他们几乎没有受到西方生活方式的影响。研究表明,如果这些蓝色地带的村民养成包括吃快餐在内的现代西方生活习惯,他们中间就很可能有人患与代谢和心血管相关的疾病、痴呆等,寿命缩短的风险就会大大增加。

➢ 另一方面,尽管蓝色地带的人们保持着传统的生活方式,但他们同时也可以享受到现代的医疗服务。

➤ 他们生活在温暖的气候中，这意味着他们可以摄取很多种类的水果和蔬菜。

➤ 他们不吃牛肉。

➤ 他们不抽烟。

➤ 他们生活在大自然中。

➤ 他们从不停止工作，也不退休。

➤ 他们不会因为时间紧张而感到压力，他们会放松自己。

➤ 他们心态是积极的，没有烦恼，总是认为"自己会成功"。这种积极的生活态度通常与他们的信念有关。

以上这些蓝色地带的日常生活方式，很多都有可能被运用到我们的日常生活中。我生活在瑞典，这个国家每年都有半年的时间处于冬季，我已经搬了好几次家，但并不意味着这些蓝色地带的生活方式对我就不适用了。一直以来，我的电子邮箱和待办事项清单总被填得满满的，有很多问题等待我去处理。生活看起来总是这样，忙忙碌碌，无休无止。每当这个时候，我总是以"积极向上"来鼓励自己，往往会取得好的效果。与此同时，我和其他研究人员共同认识到，如果我们有一个积极的生活态度，自我调节，减少压力，这对健康是有益的。我们可以践行这一理念，并将其作为延年益寿的第一步。

总而言之,我把基于研究蓝色地带健康长寿的认识总结成一句话:

合理安排工作和运动的时间,多接触大自然,与家人和朋友待在一起聊天、吃饭,以消除紧张的情绪,这对于保持健康长寿至关重要。

冲绳——一个像厄兰岛一样大小的岛屿

几个世纪以来,日本冲绳岛(Okinawa)上的大宜味村(Ogimi)一直以健康和长寿而闻名。但不幸的是,近年来,该岛深受西方饮食文化的影响,导致目前岛上的中年男性的肥胖率位居日本之首。

大宜味村的女人是世界上最长寿的。她们从小就与家人和朋友一起生活在同一个社交圈里,还会经常在一起聊天和喝清酒。她们互相帮助和支持,有效地抵消了一些负面的压力。她们每天都要从丘陵地带走到山坡上的花园里,在那里种植蔬菜和药用植物。在男人外出捕鱼的很长一段时间里,她们自己管理家园。

她们的饮食有红薯、海藻和大豆，还会在家里养头猪，年末杀猪吃肉。她们的饮食中很少有谷物和糖，脂肪含量仅 10%。每顿饭之前，她们都会念叨一句谚语"腹八分目"（Hara Hachi Bu Me），意思就是吃八分饱，当您感到即将吃饱还可以再吃一点儿的时候就停止进食（备注：厄兰岛 Öland 位于波罗的海中，是瑞典第二大岛）。

哥斯达黎加的尼科亚

在哥斯达黎加的一个小村庄尼科亚（Nicoya），许多男人和女人都已经是 100 多岁的高龄了。那里有种类繁多的水果和草药，其中许多水果和草药具有良好的降低血压、血糖和血脂水平的作用，这可以解释那里为什么很少有人患有心血管疾病和痴呆。

多项研究表明，多食用富含抗氧化剂和抗炎物质的食物和进行适当的体力活动，是健康长寿的先决条件，但这种生活方式和习惯通常需要漫长的时间才能养成。遗传特征、抗压能力、不超重、不吸烟、不过多饮酒也是获得健康长寿的重要因素。

这个半岛上的居民似乎永远都悠闲自得、无忧无虑，与其他蓝色地带的人们一样，社交是他们生活的一部分，老年人会积极地参与家庭生活,他们很活跃,有良好的饮食习惯,常常食用富含纤维、血糖指数比较低的食材。他们每天的主餐是早餐和午餐,晚餐非常简单。科学家们认为,当地生产可可和咖啡豆,且他们的饮用水中富含钙离子和镁离子,这两者对于健康都是有益的。

📖 60 岁时身体健康会增加活到 100 岁的概率

如果您在 60 岁时身体健康,感觉良好,并能够继续保持良好的生活方式,您将很有可能成为一个健康的百岁老人。研究表明,在美国,如果男性从 50 岁起不吸烟、不酗酒、保持体育锻炼和良好的饮食习惯,他们的平均预期寿命将延长 12 岁,女性将延长 14 岁。瑞典乌普萨拉大学最近的一项研究表明,健康状况良好的 70 岁男性,在 16 年后,即 86 岁时,依旧能保持健康。

多年来,我遇到过几位年龄在 80 岁或 90 岁以上,甚至超过 100 岁的患者,尽管他们患有糖尿病、高血压,但依旧感觉良好。这可以通过几个相互作用的因素来解释,主要包括饮食规律、经常锻炼、服用适当的药物、戒烟早,或者从不吸烟。他们没有太大的压力，有积极的生活态度，心态很乐观。他们活跃在一些协会中，多年来一直在工作，并得到了家人的支持。

男女之间的差异

我们每一个人，无论男女，都需要运动和饮食，但由于性别的差异，起关键作用的健康因素有所不同。关于性别差异，蓝色地带也为我们提供了线索和提示。我们知道，世界上年龄最大的男性生活在撒丁岛（Sardinien），而年龄最大的女性生活在冲绳岛（Okinawa），这两个地方的生活条件和方式略有不同。撒丁岛上的人们每天要走很多山路，像牧羊人一样辛勤地工作。而日本冲绳岛的妇女则是每天去3次菜园，一辈子在那里种植家庭所需的蔬菜，她们从不吃饱，食物仅满足于充饥。近年来，我们知道了女性可以通过控制体重和减少腹部脂肪来预防2型糖尿病和心血管疾病。对于男性来说，积极锻炼身体和增长肌肉则更为重要。当然，女性锻炼肌肉，男性减少腹部脂肪的堆积也有益处，通过增肌和减少腹部脂肪可以预防一些老年慢性疾病。

在这本书的后半部分，我将描述糖尿病和其他一些常见疾病产生的原因和表现出的症状。

📖 多吃绿色蔬菜少吃饭

饮食对身体健康是至关重要的,因此,研究人员和其他去过蓝色地带的人一直都很好奇当地居民吃的食物是什么,以及这些食物对当地人的长寿到底发挥了什么作用? 事实上,他们主要吃素食、鱼,以及少量肉类(主要是家禽、羊肉和野味)。他们也会吃鸡蛋、羊奶酪和酸奶这些有益健康的食品,但并不会喝大量的牛奶。

他们不吃糖,吃的谷物制品也很少,而且只吃未精加工的食品。一般而言,他们的饭量比西方世界国家的人的饭量要小,主要的一餐是午饭,而晚饭吃得很少。更重要的是,他们从不吃夜宵。他们也有"禁食"的饥饿期,我将在关于饮食的章节中回过头来讲这一点。

📖 生活在大自然的怀抱中

蓝色地带的人们生活的节奏与大自然的节奏保持一致。他们在白天活动、进食,晚上休息睡觉,不会在夜晚用人造设备来看电视节目和浏览网络媒体,更不会试图用这样的活动来延长一天。我们身体组织细胞里的生物钟不喜欢非大自然的节奏,因为违背大自然的节奏会引起应激性疾病。

现代生活方式不利于健康

　　然而，我们这些没有生活在蓝色地带的人又能做些什么呢？我们的生命是否也能长久地保持健康呢？答案是肯定的。事实上，已经有很多研究表明，我们可以在保持健康长寿这个方面有所作为，从任何时刻开始改变您不良的生活习惯都为时不晚。我接诊过许多病人，他们通过自己的努力改善了自身的健康状况，他们的经历可以证明这一点。

　　即使已经过了 50 岁、60 岁甚至 70 岁，改变日常生活中的一些习惯就可以使您的身体获益。事实上，与出生相对晚一些的人相比，在 20 世纪 60 年代和 70 年代开始工作的人们，有较好的条件来保持健康状态。而在 20 世纪 80 年代和 90 年代，瑞典和西方国家的生活方式发生了重大变化，这些现代化的生活方式损害了我们的健康。譬如，我们花费更多的时间接触电脑，观看更多的电视频道；我们对于工作业绩的期望更高，与之相匹配的压力更大；

我们形成了晚睡晚起的习惯；我们开始使用容量更大的苏打水瓶，更大的餐盘，吃更大的面包，更多的快餐；然而用来健身的时间却逐步减少，生活方方面面逐渐世俗化。此外，反烟草运动固然很好，却导致许多吸烟者戒烟后出现超重的状况。因此，无论老少长幼，在审视当今的健康状况时，都需要思考，我们每一个人，尤其是老年人应该如何生活。

📖 人口老龄化问题

根据世界卫生组织（World Health Organization）的统计数据，到本世纪中叶，60 岁以上的全球人口将超过五分之一，从 2015 年的 9 亿增加到 2050 年的 21 亿。人口老龄化已经成为一个很大的问题。如果老年人不能自己照顾好自己，他们将需要获得更多的帮助和支持，这将给社会带来巨大的压力。因此，老年人拥有一个健康、充满活力的生活对整个社会的稳定是很重要的。

📖 医学悖论

有一个医学悖论，认为今天我们之所以活得更长是因为我们现有的但并不健康的生活方式。但事实上，如果不改变现有的生活方式和习惯，我们就有可能成为生病的老年人，需要越来越多的医疗护理，关键的问题是社会能否为我们所有的老年人提供这种照顾。如今，人口老龄化的曲线不断上升，整个社会的人口老龄化正快速发展。30多年来，我们每天摄入的卡路里和不健康的饮食越来越多，运动和睡眠的时间逐渐减少，这些不健康的生活方式导致出现了高血压、脂肪肝、腹部肥胖和身体超重等问题，增加了心血管疾病、2型糖尿病、癌症和痴呆发病年龄、年轻化的概率和过早死亡的风险。随之而来的是精神类疾病患病率的增加。但是，实际上我们确实活得更长了。这种矛盾的呈现是因为，虽然现代社会的发展导致我们形成了不良的生活习惯，但科学和医学的进步也在为今天的我们提供更好的医疗保障和护理，加之吸烟的人数与以往相比更少了。

然而，仅认识到上述这一点并不够，这不是全部事实。我们更应该重视的是，早期的生活习惯会如同记忆刻在身体里，将影响以后的健康。这就意味着，我们在年轻时就要养成良好、规律、健康的生活习惯，这将有助于减轻未来人口老龄化时代医疗和照护的负担。

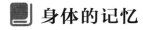 身体的记忆

我们团队通过对糖尿病的研究发现,在 90 岁和 100 岁的高龄老人的记忆中,他们在青年和中年时期的生活方式,要比现在的青年和中年人更健康。我们团队的研究结果表明,既往的不良生活方式会印刻在身体的细胞里,所产生的不良代谢后果会持续影响未来的身体健康,这被称为代谢记忆。如果在青年和中年时期保持锻炼身体的好习惯,并且有良好的饮食习惯和生活习惯,那就可以延缓老年时期各种慢性疾病的发生。反之,如果在青年和中年时期长期保持高糖高脂的饮食习惯,吸烟,并长期处于压力下,您的身体就会记住这一点,那么等您老了,您生病和过早死亡的风险就会增加。因此,除非青年人和中年人改变他们的生活方式,否则我们社会未来预期寿命缩短的风险会很大。

什么是不健康的饮食?

在日常生活中,曾经有人给您说过您应该拒绝不健康的饮食吗?您有没有接受这些善意的建议呢?当谈到健康与不健康饮食以及不健康饮食如何导致各种疾病的时

候，我的建议是什么呢？

根据我和其他研究者的结论以及多年来我接诊患者的经验，我认为，不健康的饮食主要包括过多的糖、过多的白面粉和过多的不健康脂肪。有许多食物中都添加了糖，譬如含糖的饮料、果汁、食物和以白面粉为基础的面包。不健康的饮食缺少含有抗炎、抗氧化剂的浆果、水果、豆类、蔬菜，以及膳食纤维。不健康的饮食还包括植物油、高脂肪鱼类和坚果中的不饱和脂肪酸。大量加工的肉类也是不健康的，因为加工食品中经常含有过多的盐。

代谢综合征

"代谢综合征"一词通常被用作超重、腹部肥胖、血糖和甘油三酯水平升高以及血压升高的统称。代谢综合征的出现是由于暴饮暴食和（或）慢性压力引起了高胰岛素血症和胰岛素抵抗。在欧洲和美国，有25％的成年人患有代谢综合征，青少年和年轻人也受到了影响。在瑞典，60％的男性和45％的女性超重或肥胖，因为他们多摄入了约25％的卡路里，用餐的盘子比30年前大了30％，而活动量却减少了。代谢综合征是心血管疾病、2型糖尿病和许多常见癌症的主要危险因素。在关于我们生活方式疾病的章节中,我会告诉您更多关于这些疾病的信息。

就业和总人口

　　在西方国家,如果不良的饮食习惯是导致健康状况恶化的一个重要的原因,那么缺乏体育锻炼就是另外一个重要原因了。无论是在工作单位还是在家里,我们的活动都太少了。30多年前,瑞典只有两个电视频道,那时互联网还处于起步阶段,并不普及。相比之下,我们现在轻轻松松就能收看到数百个电视频道,每天花很多时间在手机和平板电脑上,买东西时首选网络购物而不是走去便利店。当然,社交媒体有很大的优势,在很多方面为我们的生活提供了便利,让我们与住在其他地方的孩子、孙子/女、亲戚和朋友联系起来更加方便、快捷。但是,这种情况导致了我们久坐不动、锻炼减少,也带来了睡眠不足、昼夜节律紊乱的问题。

生物钟

　　事实上,我们的睡眠时间比三四十年前减少了20％,不仅是睡眠时长的减少,我们现在的生活方式还打乱了身体细胞固有的昼夜生物钟节律。生物钟节律调控人的健康，当生活不遵循生物钟节律时，我们的身体就会因难以承受而生病。我们花在社交媒体上的时间越来越多，而见面交谈的时间却越来越少，这种生活导致了我们精神上的孤独和身体上的孤立，从而增加了患抑郁症的风险。大人和小孩都很痛苦，因为仅仅通过手机或平板电脑与家人和朋友进行社交而不是见面交谈。

📖 生活节奏

此外，我们日常生活的节奏变得越来越快、对生活品质的要求越来越高、得到的支持和帮助，以及休息和恢复的时间却越来越少，这给男性和女性都带来了长期的负面压力。这些压力一方面会导致胰岛素敏感性降低，另一方面会诱发免疫系统失衡和大脑功能受损，进一步增加了患病的风险。这在一定程度上是由于应激激素皮质醇水平的升高导致的。

在过去的三四十年里，不健康的生活方式逐渐形成，包括不良的饮食习惯、体育活动减少、睡眠不足、压力增加和越来越单一的社交活动。目前，尚未发现有效的药物或手术治疗，能够预防和治疗由于不良的生活方式而导致的

疾病,因此,我们的预期寿命将极大可能是缩短的。事实
上,我们也已经感知到我们的生活质量正在恶化。

全球视野

贫困、教育程度低和长期失业也与健康状况不佳和预
期寿命缩短有关。在全球范围内,我们看到低收入国家的
社会经济水平在迅速提高,尽管如此,移民仍趋向于高收
入国家,因为在这些国家,人们可以享受到更好的生活条
件,年轻人可以获得更多的机会。与此同时,我们看到西
方富裕国家的贫富差距越来越大。那些受教育程度高、经
济状况良好的人比那些受教育程度低、经济状况不佳、买
不起健康饮食和药品的人更长寿、更健康。我们在许多国
家已经看到这样或那样的贫富差距会导致健康状态的不
同,这种情况进一步加剧了种族隔离和政治局势的不稳定
性。此外,我们的生活方式导致的未来气候变化也将影响
人们未来的健康。

永远不会太迟

综上所述,一方面,我们有理由担心不健康的生活方

式会给个人健康和社会稳定带来伤害。另一方面，为了过上更健康的生活，您可以自己做很多事情。我想到一项对瑞典 70 岁男性的研究，该研究表明，瑞典男性从 70 岁开始采取更健康的生活方式，这使得他们在 86 岁时依然是健康的，并且在不需要外界帮助的情况下，他们可以管理自己的日常生活。

换句话说，改变您的生活方式永远不会太迟。从您认为自己能做的事情开始。哪怕是向前迈出小小的一步，您就有成功的希望。我建议您在前进的过程中带上一个人，这个人可以是您的伴侣、家人或朋友。

📖 只要改变就有回报

不仅在个人层面，对整个社会来说，提倡健康的生活方式和提高对健康生活方式的认识都是值得的、有益的。在美国，一项有关蓝色地带的项目改变了人们对影响健康的环境因素和饮食习惯的认识，从而降低了医疗成本，并将人口预期寿命延长了几年。该项目是在明尼苏达州的艾伯特利市（Albert Lea）启动的，这对该市的影响意义深远，非常重要。当地的 18 000 名居民中，近 7 800 人以各种方式参与了该项目。这个项目采取了一些举措包括重新规划步行和骑自行车的路线,成立步行团体,以及鼓励当地零售商提供更健康的食品等。参与这个项目的人很多,步行和骑自行车的人数较之前增加了近40%,烟草使用量减少了30%。最后通过人们成功的减肥,该市的平均人口预期寿命延长了3年。

（资料来源：www.bluezones.com）

健康长寿的饮食

在蓝色地带,人们的食物并没有那么丰盛,他们大部分吃素食、鱼和一点红肉。就餐时,他们只要感到饥饿感消退了就会停止进食。

我和其他人在该领域的研究已证实,美味的食物与健康长寿是相辅相成的,蓝色地带就是很好的例子。通过改变饮食习惯来提高我们的健康水平是一种积极的方法。即使您年纪大了,但如果能够在饮食习惯方面做出一些改变,那将会是非常令人称赞的。我理解您可能不知道从何入手。您曾经尝试过不同的减肥方法吗?您是否对以下这些饮食方式感到困惑?譬如地中海饮食、石器时代饮食、5 加 2 法饮食、低碳水化合物饮食、血糖指数饮食等。也许您已经尝试了一些方法,效果很好,而另一些方法对您不起作用,因此,您可能对了解到的饮食知识和良好的建议感到怀疑以及难以确定其真伪。在本章中,我将试图澄清一些概念,并根据科研成果解释什么是对大多数人最有效并经得起实际考验的经验。其实,良好的饮食并不复杂,相比之下,不良饮食导致疾病的机制可能更复杂。

如今,瑞典的大多数中年男女都有超重、腹型肥胖等问题。因此,大多数关于饮食的文章都是针对超重人群的——就像本书中的内容一样。此外,生活中有一些人是低体重、消瘦,增重反而很难。还有一些人体重正常,但并没有营养均衡全面的健康的饮食习惯,因此,我们有必要掌握更多的关于健康饮食的知识,并从中获益。

📖 应当关注什么?

首先,让我们想一想您为什么要关注身体的一些指标。体重秤显示的数据重要吗? 还是腰围更重要? 您应该注意哪些指标不要超标? 体重指数(body mass index,BMI)是一种很好的测量方法吗? 您可能听说过,只要身体素质良好并且坚持锻炼,有点超重也无所谓,这是正确的吗? 您可能还听说过超重和肥胖是遗传性的,对我们中的一些人来说可能很难改变。

我们的健康长寿,20%是由我们的遗传基因决定的,而80%取决于我们的生活方式,这就是为什么健康饮食如此重要。有一些人减肥可能只是为了穿衣时展现自己的苗条身材，但是，我在这里想说的是，饮食健康并不仅仅为了体型优美。运动在治疗因不良生活方式导致的疾病方面是必要的，但是如果没有良好的饮食习惯，仅靠运动是不够的，因为饮食对我们的身体功能影响很大。

BMI 即身体质量指数，也被称为体重指数，是用来评价人体胖瘦程度以及是否健康的一个标准。其计算公式是 BMI＝体重（kg）/身高的平方（m²），通常 BMI 的正常值范围在 18.5～23.9 kg/m²。当低于 18.5 kg/m² 为偏瘦，超过 23.9 kg/m² 为超重，其中，24～27.9 kg/m² 为Ⅰ度超重，28 kg/m² 以上为Ⅱ度超重，30 kg/m² 以上为Ⅲ度肥胖（备注：中国成年人正常的 BMI 应在 18.5～23.9 kg/m² 之间，如果小于 18.5 kg/m² 为偏瘦，如果大于或等于 24 kg/m² 为超重，大于或等于 28 kg/m² 为肥胖）。

最佳体重和腰围

体重和腰围是很好的指标，可以衡量您目前的生活方式是否健康，但测量体重和腰围的价值或者意义是什么？BMI 可以表示体重和身高之间的关系，可以说是对身体内脂肪量的一种评估。一般说来，BMI 越高，身体脂肪量就越大。当然,体重不仅仅是反映身体脂肪的指标,也包括身体里的水分、骨骼和肌肉等。

反映身体脂肪量的最重要的指标是腰围,因为腹部肥胖对您的健康影响最大。腹部肥胖会增加患高血压和2型糖尿病的风险。最近的研究表明,腹部内脏脂肪可能对健康是最有害的。通常有一种比较简单的标准体重计算方法:体重的最高限度(kg)=身高(cm)-100;体重的最低限度(kg)=身高(cm)-115。也就是说,如果您身高170 cm,减去100,您的体重应该不超过70 kg,最好少点,当然,体重也不应该太轻。最低限度是身高减去115,如果您身高170 cm,那么您的体重应该至少为55 kg。

腰围的大小是根据身高而变化的,如果您身高是170 cm,那么腰围可能比身高150 cm的人大些。对于女性来说,根据身高的不同,健康的腰围应当在80～88 cm之间,而男性则在94～102 cm之间。腰围的计算方法也可以简化,腰围通常被认为不应该超过身高的一半。如果您身高是170 cm,那么您的腰围不应该超过85 cm。如果您是女性,腰围超过您身高的50%,如果您是男性,腰围超过身高的55%,这意味着您有中度腹部肥胖。如果腰围超过身高的60%,对于女性和男性都意味着有严重的腹部肥胖,患心血管疾病和2型糖尿病的风险会很高。

📖 能量消耗逐年减少

如果您低于上述体重和腰围的上限，那么我不仅要祝贺您，而且要鼓励您通过继续保持健康生活习惯来保持体重和腰围。长胖只需要很短的时间。研究表明，我们在 13 年内平均体重增加了 20％，这是因为多年来我们身体消耗的能量越来越少。多一个不健康的生活习惯，体重就会很快增加。譬如您以前没有喝过果汁，现在您每天喝一杯果汁就有可能导致体重增加。

如果体重和腰围超标使您不得不改变饮食习惯，您可能会感到很沮丧，但是，请抱有信心。我遇到过很多这样的病人，他们改变饮食习惯后，体重减少，腰围变小，感觉也比之前好多了。如果您体重太轻，或者很难获得足够的营养，我的建议是尝试多吃，例如每天吃六七次，您也可以选择一个比以前大一点的盘子，控制在您知道自己能吃饱的份量内。但是，这样做能使您在不知不觉间养成多吃的习惯，而且饭量也会越来越大。

改变体重对健康有着巨大的影响，哪怕是一点点改变也会让您更健康。那么我们具体应该怎样做呢？这不仅是我们吃什么的问题，也是选择进食时间的问题。

📙 白天进食

人类在被创造之初食不果腹,生命活动追随着光的节奏。这意味着人之初就要适应日间进食而夜间不进食的习惯,且晚餐与次日进食的间隔时间比较长。我们对蓝色地带生活方式的研究证明了这一点。因此,您应该在光线充足的时候用餐,即早上吃早餐,中午吃午餐,晚上 7 点(最好是晚上 6 点)吃晚餐。晚餐吃得太晚或夜里进食对身体健康没有好处,夜间摄入的热量往往会转化为脂肪堆积在腹部。当机体处于饥饿状态的时候,身体会把晚上吃的所有东西都储存起来,用来提供能量。许多食品公司都提倡吃零食,但我认为最好不要吃。如果您在下午茶时间或者下班回家的路上必须吃点东西,那就吃点水果或坚果吧。

📙 进食的时间窗

进食时间窗是指只在白天进食,至少做到 12 个小时的夜间禁食,即从晚上 7 点到早上 7 点这段时间不要进食。这种夜间禁食的饮食方式会对身体产生一系列的积极作用,譬如体重减轻、腹部脂肪减少、血糖和血脂降低、因为禁食时间达到 8 个小时以上，身体就会将储存在肝脏的糖原消耗殆尽，随后开始动员身体消耗脂肪。

当机体不通过补充食物的方式供能时，机体细胞会开始自我修复和更新，研究结果也已表明，周期性禁食有利于身体健康。英国医生兰根·查特吉（Rangan Chatterjee）在他的《健康平衡》一书中引用了一个例子：美国神经学家戴尔·布莱德森（Dale Bredesen）患有阿尔茨海默病，他将定期禁食 12 小时作为治疗的重要部分之一，最后成功克服了阿尔茨海默病早期记忆丧失的问题。

您为什么渴望进食？

您能缩短进食的时间窗，将禁食时间增加到 14 小时甚至 16 小时吗？譬如，您可以晚一点吃早餐。通过这样的饮食方式来减肥是我比较推荐的。如果您认为达到上述时长的禁食很困难，我也能够理解，因为饥饿感是难以忍受的。

为了成功地改变饮食习惯，我们有必要了解人为什么会感到饥饿，以及为什么会渴望进食，这很可能对您有所帮助。有很多因素会导致机体产生饥饿感而让我们渴望进食，比如低血糖、补充外源性胰岛素（备注：糖尿病患者会使用胰岛素治疗）、体温低、吃甜食、吃得太快和喝得太多。另外,压力大、看电视、喝夜茶、疲劳和睡眠不足也会让您渴望进食。对于一些人来说,快速碳水化合物和脂肪可以起到镇静作用,并能够刺激大脑的奖赏系统,使我们产生愉悦感。有一项对小鼠的实验研究表明,快速碳水化合物(糖)和脂肪结合的饲养方式会改变它们的饮食行为,使它们食欲旺盛,不停地进食,因为它们大脑中传导饱腹感和能量满足的信号通路被阻断了。

此外,有一些其他的因素会让我们产生饱腹感,包括摄入高能量的食物、热的食物、饮料、固体食物和胃充盈量比较大的全谷物产品。值得注意的是,就餐时细嚼慢咽的咀嚼方式,会让我们更容易体验到满足的饱腹感。

在某些遗传因素的作用下,少部分人无法获得饱腹感和脂肪消耗,因而患有由代谢紊乱导致的慢性病,也就是说,这可能是一种遗传性的超重或肥胖。上述症状往往在儿童时期就已经出现。如果在一个家庭同时出现若干个人存在类似的代谢问题,就需要寻求医生的帮助。

📖 寻找适合您的进食时间窗

哪种进食时间窗适合您呢?您可以尝试寻找适合自己的饮食方式。例如,您可以尝试每周两到三天,确保在晚餐和早餐之间有较长的禁食时间。在下文中,我列出了各种不同的进食时间窗,其中较详细地介绍了 5∶2 饮食法。如果您找到了一个适合的进食时间窗,请您试着在周末保持跟工作日同样的习惯。

四种进食时间窗

- 16∶8 表示进食的时间窗为 8 个小时,通常在上午 10 时至下午 6 时或上午 11 时至下午 7 时之间进食。在晚上、夜里和早上禁食,这意味着您可以正常吃午饭、晚饭,也许还能吃一些零食。

- 14∶10 意味着进食窗为 10 个小时,在上午 9 时至下午 7 时之间进食。在禁食的时间内,不应摄入任何带有热量的食物或饮品,但可以喝水或无热量的饮料。

- 5∶2 意味着每周有两天进食的热量明显少于另外五天,例如女性摄入 500 卡路里,男性摄入 600 卡路里,可以分为两顿或三顿。在剩下的五天里,您可以正常进食,即女性约摄入 2 000 卡路里,男性约摄入 2 400 卡路里。

- 6∶1 表示每周禁食一天,而不是两天。

- 不要长时间禁食,因为,长时间禁食不仅会导致身体代谢降低,还会导致肌肉量逐渐减少。

5 加 2 进食法

有一种进食方法是 5 加 2 进食法,简称为 5：2 轻断食法,这种饮食方式不仅要考虑吃什么,而且还要考虑在什么时候吃。近年来,这种饮食方式备受关注,尤其是在英国医生迈克尔·莫斯利(Michael Mosley)在瑞典电视台介绍了这种方法之后。我牵头进行了一项科研项目,94名志愿者在 6 个月的时间内,按照 5：2 进食法进食。5：2 进食法的具体内容是每周有两天明显减少饮食摄入量,女性摄入 500 卡路里,男性摄入 600 卡路里,并且这两天是不连续的。在剩下的五天时间里,可以像往常那样进食。久坐和体力活动量小的中老年女性通常摄入 2 000 卡路里,而从事相同类型工作的同龄男性可以摄入 2 400 卡路里。在我的这项研究中,受试者每周有五天时间正常饮食,且按照地中海饮食方式进食,而在轻禁食的那两天时间里,我们提供了 20 种食谱供他们选择。如果有哪天体力活动比较大,他们可以适当增加卡路里摄入量。

5：2 进食法之所以流行,一部分是因为许多人发现一周中有两天减少进食是比较容易做到的。许多人受到每周两天轻断食的影响,即使在其他五天的日子里也会主动选择健康和低热量的饮食方式。研究表明,这种 5：2

进食法会对人体产生积极的影响。例如,最近的研究结果表明,禁食可以提高记忆力和专注力,使细胞从压力损伤中逐渐修复(比如细胞自噬)。此外,必须补充一点,如果缺乏良好的睡眠,这种轻断食带来的健康效果就会被削弱而变得不明显。当然,在我的这项5：2进食法研究项目中,所有受试者的睡眠质量都是很好的。

采用5加2进食法可获得以下效果

➢ 降低血压。

➢ 血液中的炎症标志物血清C-反应蛋白下降(备注：细胞压力的产生来源于饮食不当、精神压力过大和缺乏体育活动)。

➢ 用于评估脂肪肝和各种肝病的指标AST和ALT有所改善。

➢ 血液中胆固醇和甘油三酯的水平下降。

➢ 胰岛素抵抗缓解。

➢ 幸福感增强。

　　在关于各种生活方式导致疾病的章节中,我会给您讲述更多关于胰岛素抵抗以及不同物质如何影响我们健康的知识。

如果您想采用 5：2 进食法，那么在轻断食的那两天，您应该如何分配饮食的卡路里呢？有人希望不吃早餐，把卡路里分配在午饭和晚饭，这样只能获得上述效果中的三到四项。研究表明，在白天轻断食的减肥效果并不显著。

📖 有些人不宜禁食

在未经医生确认的情况下，有些特殊人群是不宜禁食的。例如，处在生长发育阶段的儿童和青少年、怀孕和哺乳期妇女、患有严重心脏病或肺病等严重基础疾病的患者、营养状况不佳的人群、职业运动员和有进食障碍的人都不宜禁食，因为这些人禁食会有血糖过低的风险。此外，糖尿病患者在接受胰岛素或 SU 类降糖药治疗的时候，也不建议禁食，除非在医生或营养师的明确建议和指导下才可以（备注：SU 类降糖药通常指磺脲类口服降血糖药，它可以促进胰岛素的分泌）。大多数情况下，我建议我接诊的糖尿病患者尝试选择某种形式的进食时间窗，譬如 14：10 进食法。

📖 如何开始轻断食，并坚持下去？

开始实施禁食时通常很困难，毕竟身体已经习惯了摄入一定量食物，当食物的摄入量和摄入时间发生改变时，我们就会产生非常痛苦的感觉，譬如常见的因喝水太少导致的头痛。我发现大多数人在假期和聚会期间坚持定期禁食是最困难的。您可以根据自己的情况，计划好禁食的日期，这样就可以享受聚会。

禁食不仅仅是少吃一顿或几顿饭，而是饮食方式的改变。如果您在努力减肥，可以在饮食时间窗口内，摄入低热量食物，或者食用可让血糖保持在较低或正常水平的食物，同时增加日常运动，那么定期禁食的减肥效果将是最好的。

对我而言，我每周有五天按照 14：10 进食法吃饭。在这五天里，我会选择喝咖啡或茶来开启我新的一天，第一顿饭在上午 10 点吃，最后一顿饭在晚上 8 点吃，这让我感觉很好。重要的是不要在午餐时用额外的食物来补偿。只要您在时间窗内吃东西，同时坚持锻炼身体，就会取得很好的效果。

📖 不同的饮食

在前面，我已经告诉您一日三餐应采用何种饮食方式以及其重要性，下面，我将讲述怎么吃，这也很重要。

我们在理解吃什么食物比较好之前,要先了解应该避免吃什么食物。这可能很困难,因为有些饮食内容有相互矛盾的地方。在这里,我将竭尽所能把不同饮食的内容整理出来。

📖 新北欧饮食最佳

那么什么是最好的饮食方式呢? 前几年,我参加了瑞典国家电视台(Sverige Television,SVT)的一个节目,该节目的标题是"最佳的饮食方式"。4 对夫妇分别尝试 4 种不同的饮食:低糖优脂饮食(low carbohydrate high fat,LCHF)、瑞典国家食品管理局膳食指南提出的餐盘模式、纯素食和 5：2 轻断食。在节目进行期间,记录他们的体重和健康状况的变化,结果发现,每一种饮食方式都不可能适合所有人,不仅如此,固定采用一种饮食方式也难以让人坚持下去。那么,您认为做不同的菜肴难吗? 限制只吃一种类型的食物好吗? 仅采用一种饮食方式能吃饱吗? 饮食可以引发情绪的变化,这一点在这档电视节目中得到了证实,观众表现出了强烈的情绪反馈,导致节食的支持者和反对者之间展开了一场大辩论,掀起了一场风暴!

多年来,我诊治了很多需要改变饮食方式的患者,且在该领域进行了广泛的研究，成功地总结出了一个对大多数人最有效的饮食方式，即"新北欧饮食"。"新北欧饮食"与通常所说的地中海饮食非常相似，是一种非常适合我们北欧当地人的饮食方式。

📖 地中海和新北欧饮食

地中海饮食在希腊很常见，尤其是在克里特岛（Crete）（备注：克里特岛是希腊的第一大岛，位于爱琴海最南面，也是爱琴海中最大的岛屿）。许多研究表明，那里的饮食非常健康，可以降低罹患 2 型糖尿病和心血管疾病的风险。这种地中海饮食包括富含不饱和脂肪的植物，如橄榄、坚果、杏仁和牛油果，以及富含脂肪的海鲜、五颜六色的蔬菜、豆类、水果、家禽和清淡的肉类，此外还包括少量的红肉、意大利面和米饭，以及一小杯葡萄酒。

带有北欧元素的地中海饮食至少可以与纯地中海饮食相媲美。我推荐这种新北欧饮食方式，因为它可以提高胰岛素的敏感性，从而更好地控制血糖，有利于降低血压和减肥。这种饮食方式可以降低罹患心血管疾病、2 型糖尿病和其他与年龄相关的疾病的风险。

新北欧食品包括

➤ 在森林和花园中发现的浆果,如蓝莓、越橘、云莓和醋栗等。

➤ 新鲜采摘的水果,如苹果、芒果和梨等。

➤ 新鲜采摘的蔬菜,如土豆、甜菜根、卷心菜、芹菜、欧防风和蚕豆等。

➤ 富含植物蛋白的农作物,如糙米、干黄豌豆和青豆等。

➤ 北欧种植的燕麦、大麦和黑麦等能产生健康纤维的谷物;牛油果油、菜籽油较橄榄油有更少的饱和脂肪、更多的单不饱和脂肪和 Omega-3 脂肪酸。

➤ 鱼类,如三文鱼、鲱鱼、鲭鱼和大比目鱼等。

➤ 调味香料,如莳萝(备注:土茴香,用作调味品)、韭菜、辣根、孜然、茴香和欧芹等。

新北欧饮食采用的奶酪不是那种可以涂抹的奶酪,不包括黄油。每天最多喝半升脱脂牛奶或酸奶,吃少量的肉,摄入的糖和盐的量都很少。因此,这种饮食以植物性食品为主,以动物性食品为辅。

新北欧饮食有两个特点,一个显著的特点是低温烹饪,因为较低的烹饪温度能更好地保存营养。另一个特点是80%的食品是在北欧地区种植和生产的,含有碳水化合物的农作物产品质量很好。总而言之,新北欧食品包括全谷物产品、水果、蔬菜和豆类。吃面包时,我建议选择低盐的全麦面包。

低碳水化合物饮食

早在19世纪,就有人提出少吃碳水化合物的观点,并不是我们现在参加关于低碳水化合物(LCHF)和血糖指数(GI)饮食讨论的时候才提出来的。威廉·班廷(William Banting)是人类饮食史上一位不应该被忽略的人物,因为他是低碳饮食的先驱,正是他提出了应该避免摄入过多的糖和土豆。

糖与健康

自然界存在各种含糖的食品,包括甘蔗、水果和浆果等,还有牛奶。白砂糖是蔗糖的一种,由葡萄糖和果糖组成。蔗糖可以提供能量,但缺乏维生素、矿物质和膳食纤维。葡萄糖会升高血糖。

蜂蜜最主要的成分是果糖和葡萄糖,果糖和葡萄糖的质量占蜂蜜总质量的 4/5，另外蜂蜜还含有少量的维生素和矿物质。

面粉中的碳水化合物可以转化为糖，在很大程度上与白砂糖相当。添加糖是指在原材料或者在食品中添加的糖，可以包括几种不同的成分，如蔗糖、葡萄糖、果糖、麦芽糖、右旋糖、转化糖、蜂蜜、高果糖玉米糖浆（high-fructose corn syrup，HFCS）或异葡萄糖。

吃过多的糖对健康没有好处。例如，我们日常吃的土豆和面包中的碳水化合物可以在体内分解为葡萄糖（备注：葡萄糖可以为大脑提供能量），因此，我们没有必要再额外增加糖的摄入。如果每日糖的摄入量大于每日热量需求的10%，身体就会储存很多难以消耗的热量，与此同时，很可能还会造成维生素和矿物质的摄入不足。因此，新北欧饮食建议，把食物中糖的摄入量控制在每日热量需求的10%之内。

（资料来源：瑞典国家食品管理局）

阿特金斯饮食

阿特金斯饮食法是由美国心脏病专家罗伯特·阿特金斯（Robert Coleman Atkins）于 20 世纪 70 年代提出来的，现在已衍生出一个饮食行业。这种饮食是以低碳水化合物和高脂肪的食品为主，因此，也被称为低碳水化合物高脂肪饮食（LCHF）。这种饮食方式基于以下原理，即碳水化合物的摄入会增加血糖，从而增加胰岛素的产生，而胰岛素有助于降低血糖，同时还能将脂肪储存在体内。食物中的碳水化合物被用作能量。如果碳水化合物没有被全部使用，多余的碳水化合物就会转化为脂肪储存在体内。当饮食中只含有少量碳水化合物时，身体就必须动用储存在身体内的脂肪。因此，根据 LCHF 饮食的原理，为了保持饱腹感并获得健康的脂肪酸，您需要摄入大量的脂肪而不是碳水化合物。

根据这种 LCHF 饮食方式，应避免摄入糖、白面包、意大利面、大米、土豆、豆类、牛奶和酒精。您也应该少吃根茎类蔬菜，因为根茎类蔬菜比地面上生长的蔬菜含有更多的糖分，同时要控制蔬菜、水果、浆果和全谷物产品的摄入。我建议多吃鱼、鸡蛋、豆腐、奶酪、坚果，以及含糖分低的蔬菜，如生菜和卷心菜等。

有争议的饮食方式

然而，低碳水化合物这种饮食方式备受争议！低碳水化合物饮食的支持者和爱好者总是讲他们减肥成功的经历以及这种饮食方式对健康的好处。而低碳水化合物饮食反对者则对高脂肪的摄入提出质疑,并认为摄入过多脂肪对健康有害。事实上,我认为低碳水化合物饮食有一个风险,那就是由于摄入的饱和脂肪太多,导致纤维素、抗氧化剂、抗炎物质、维生素 C、B 族维生素以及钾离子等物质摄入太少。有一些心血管疾病患者因遵循这种饮食方式,导致他们病情加重。从长远来看,这种饮食方式还存在引发骨质疏松、痛风和肾功能受损等疾病的风险。此外,碳水化合物摄入过少也会导致机体获取能量不足。

低碳水化合物饮食方式的支持者喜欢这种方式,因为他们的血糖都很正常,但是,有些人吃高脂肪食物后会导致体重增加及胰岛素抵抗。目前还没有关于长期采用低碳水化合物饮食方式对健康影响的实验研究。就我个人的意见而言,建议不要采用这种饮食方式。

📖 碳水化合物饮食方式的变化

那些倡导低碳水化合物饮食方式的人认为,通过确保摄入适量的脂肪可以拥有饱腹感,而初期尝试这种饮食方式的人常犯的一个错误便是脂肪摄入过少。在低碳水化合物饮食方式的具体应用过程中通常会有一些变化,有些人严格遵守碳水化合物的低摄入量，每天只摄入 20 g，甚至更低；而另外一些人采用"温和"的饮食方式，碳水化合物的摄入量控制在 20～50 g 之间；还有一些"自由"的人，每天摄入 50～100 g 碳水化合物。

LCHF 食品示例

- 全脂乳制品，如 40％奶油、奶油干酪、标准牛奶、黄油。

- 新鲜食物、硬奶酪和甜品。

- 鸡蛋。

- 牛肉、猪肉、鸡肉等各种肉类。

- 肉含量高、低碳水化合物的香肠。

- 培根。

- 海鲜。

- 生长在地面上的蔬菜，如生菜、黄瓜、花椰菜、西葫芦。

- 牛油果。

- 椰子油和菜籽油。

- 蛋黄酱和其他低碳水化合物的高脂肪酱汁。

- 冷冻蔬菜和蔬菜混合物。

- 冷冻浆果，如树莓。

- 橄榄。

要避免摄入

- 土豆和薯片等。

- 地下生长的根茎类蔬菜。

- 面食和米饭等谷物。

- 粗麦粉、碾碎的干小麦和藜麦。

- 燕麦、粗面粉。

- 麦片和什锦麦片。

- 添加了谷物的奶粉。

- 玉米和玉米制品,如爆米花、玉米片、玉米饼。

- 豆类及其衍生产品,如豆沙。

- 不同种类的糖或甜味剂。

- 所有人造黄油产品。

- 含有大量Omega-6脂肪酸的食用油,如玉米油和葵花籽油。

血糖指数饮食法

GI是blood glucose index的缩写,表示血糖生成指数,简称血糖指数,反映了一种食物能在多大程度上增加血糖。高GI值的碳水化合物被称为快速碳水化合物,可以在肠道中快速分解，导致血糖骤然升高。低 GI 值的碳水化合物被称为慢速碳水化合物，在肠道中需要更长的时间才能分解，不会导致血糖骤升。与低碳水化合物饮食方式不同，您可以吃慢速碳水化合物，同时应该避免吃得太快。这种胃肠道法是由一位美国研究人员伦纳德·约翰逊（Leonard R. Johnson）于 1981 年提出的，他希望通过胃肠道途径帮助糖尿病患者维持正常的血糖水平（备注：GI，即血糖指数，指含糖食物相对于参照食物摄入后血糖浓度的变化程度）。

通常认为决定 GI 的因素

- 食物的分解。所有可以分解成小块的碳水化合物，即可以用餐叉捣碎的碳水化合物，都具有高 GI，因此，这些食物比不能用叉子捣烂的富含纤维的全谷物产品更容易引起血糖升高，富含纤维的全谷物产品 GI 较低。

- 食物的结构。蓬松的脆饼干具有比较高的 GI，而致密的食物 GI 比较低。

- 食物的酸度。食物越酸，GI 越低。在食物中加一点柠檬或醋可以降低整个食物的 GI。

- 脂肪含量。脂肪含量较高的食物往往 GI 较低,因为这种食物会延迟胃的排空。
- 食物的生熟及烹饪时间。煮熟食物的烹饪时间越长,GI 就越高。

根据这些知识,您应该避免吃白面包、白米饭、土豆和所有加糖的食物,如糖果、软饮料和冰淇淋。应尽量摄入煮熟的根茎类蔬菜、生根茎类蔬菜、豆类、水果、浆果、肉、鱼、蛋、瘦肉、乳制品、低 GI 谷物、坚果和植物油。人体 25％的热量应由蛋白质提供,30％的热量应由脂肪提供,45％的热量应由碳水化合物提供。我通常建议 2 型糖尿病和高血糖患者遵循这样的饮食方式,基本上与新北欧饮食相似。采用这样的饮食方式,血糖通常会维持得很好,不仅体重会下降,腰围也会变小。

📖 石器时代饮食

石器时代饮食(旧石器时代饮食)是指我们人类在远古时代的一种饮食方式。在远古时代我们的生活依靠狩猎采集,不食用谷物、牛奶、豆类、黄油、人造黄油、葡萄酒、精制糖和盐，菜籽油、橄榄油、亚麻籽油等食用油的摄入也受到限制。饮食中蛋白质提供的热量约占食物总热量的25％，而脂肪和碳水化合物提供热量的比例可能有所不同。长期采用石器时代饮食有可能导致钙摄入量过少，而过量地摄入蛋白质可能会对骨骼和肾脏产生负面影响。

餐盘的型号

瑞典国家食品管理局以餐盘模型作为一种饮食教育方式，通过展示如何根据餐盘设置分配食物，指导人们在摄入充足热量的同时保持营养均衡。这种饮食方式提倡在用餐中增加蔬菜的摄入量。众所周知，多年来，瑞典国家食品管理局一直在宣传这种餐盘模型的饮食方式，并不断加以优化。这种餐盘模型要求肉、鱼、蛋或豆类应该占餐盘里食物总量的五分之一。而蔬菜和主食（土豆或面包）分量的多少，取决于一个人运动量的大小，也就是说根据体力活动的强度而定。

餐盘模型由三部分组成

1. 蔬菜和根茎类蔬菜；这类食物在餐盘中的占比是最大

的,活动量不大的人也可以用蔬菜和根茎类蔬菜装满半个餐盘。

2. 土豆、意大利面、面包或谷物,谷物包括大米、碾碎的干小麦和燕麦等;我们应尽量吃全谷物食物,活动量比较大的人可以在餐盘中多装一些。

3. 肉、鱼、蛋和豆类,豆类包括扁豆和豌豆等;这类食物在餐盘中的比例最小。

餐盘模型仅显示了3类食物之间的比例,但并没有说明各类食物吃多少才是正确的。各类食物吃多少取决于饥饿的程度和对热量的需求。

📖 普通人的餐盘

对于那些活动量正常的人来说,餐盘中蔬菜部分和意大利面或面包部分所占的比例可以基本相等。对于那些运动量比较大,需要大量补充热量的人来说,土豆、意大利面和面包部分的量可以增加一些。

📖 适合那些活动少或超重人的餐盘

那些不经常运动的人应当减少土豆、意大利面、面包和谷物的摄入，多吃蔬菜和根茎类蔬菜，从而减少热量，因为蔬菜和根茎类蔬菜含有大量的纤维和较少的热量，一般情况下，这类食物可以增加饱腹感。

供食欲减退的老年人的餐盘

瑞典国家食品管理局还为那些年纪较大、食欲下降的人开发了一种餐盘。这些人如果摄入的能量和蛋白质太少，肌肉量就会减少，身体就会变得不那么强壮，心脏功能、免疫系统和身体愈合能力就会退化。因此，建议多吃几顿富含能量和蛋白质的小餐。有时，医生会建议在两餐之间额外地增加一些营养补充剂，并根据您的身体情况给您开处方。夸格（Kvarg）就是一种很好的小吃（备注：夸格是北欧一种原生态无添加的乳酪）。

如何选择餐盘类型和不同的食物

◇ 富含纤维的蔬菜和根茎类蔬菜。应优先选择各种卷心菜、豆类和洋葱，也可以选择番茄和黄瓜等。如果您身体超重了，应该用这类食物装满一半餐盘。

◇ 肉类、鱼类和豆类（包括豌豆和小扁豆）。应将这类食物混合在一起或任选一种使其占餐盘的四分之一。

◇ 土豆、意大利面、面包和谷物（燕麦或粗麦粉，但不是米饭）。应使这类食物占餐盘的另外四分之一。

（资料来源：瑞典国家食品管理局）

根据多年来餐盘模型修改的情况，我认为普通的餐盘模型是好的，关键在于要选择全谷物的意大利面、面包和米饭（糙米），这样您就不会过多摄入可以快速转化为糖的碳水化合物。

📖 素食

如今，人们经常提倡不同类型的素食。在瑞典，学校和幼儿园也可以提供素食，因为学生的家长要求或期望他们的孩子能够在学校吃不含肉的午餐。在餐馆里，点素食菜肴也变得越来越容易了。由于人们的环境保护意识越来越强，相关知识的传播越来越多，很多人认为多吃绿色食物、少吃或不吃动物性食物，对于身体健康是有益的。然而，也有许多人犹豫是否不吃肉，因为他们认为瑞典生产的动物性食物比其他国家生产的进口豆类食品更加环保。与其他饮食方式一样，人们对于素食的认识和意见不尽相同。此外，素食有很多不同的种类，这可能会使得那些想尝试素食的人由于不了解素食种类的具体细节而感到困惑。

素食主义者根本不吃任何动物性食物，只吃谷物、豆类、坚果、水果和浆果。

素食主义者主要吃植物性食物，但是，他们也并非完全不吃动物性食物。乳素食者吃乳制品；蛋素食者吃鸡蛋；乳蛋素食者乳制品和鸡蛋两者都吃；鱼素食者吃鱼；海鲜素食者吃海鲜；鸟素食者吃鸟；灵活的素食者主要吃蔬菜，有时也吃动物性食物。

素食主义者或纯素食主义者的饮食并不比其他饮食方式更健康。如果只是机械地不摄入动物性食物，那么就有可能摄入很多软饮料、比萨饼、薯条和糖果。话说回来，有研究表明素食者通常比其他人更健康，这可能是因为许多素食主义者和纯素食者有较强的健康意识，对自己的饮食很谨慎。比如，素食者作为一个群体，患癌症、脑卒中和心血管疾病的总人数比较少。众所周知，过量摄入红肉和加工肉制品会导致一些癌症的发生。绿色食物通常比动物性食物热量低，吃低热量食物对健康是有益的。

营养均衡的素食

➢ 小米谷类或根茎类蔬菜。

➢ 豆类(譬如豌豆和豆类蛋白质产品)。

➢ 蔬菜和水果(煮熟的或生的)。

➢ 含有脂肪的蔬菜类食物,最好是牛油果、大豆制品、不加糖的花生、坚果、杏仁或植物油。

在营养方面,植物性饮食是可以与含肉类的饮食相媲美的,因为从植物性饮食中可以获得足够的蛋白质、脂肪、纤维素、碳水化合物、维生素和矿物质。然而,有一些重要的营养物质,素食者可能无法获得。譬如,我接诊过的一些患者是素食主义者,我发现他们摄入的蛋白质太少,导致缺乏维生素 B_{12} 和锌,胰岛素样生长因子(insulin-like growth factor-1,IGF-1)太低,这意味着罹患大脑和心脏功能方面的疾病和情绪不良的风险有可能增加,他们的情绪容易变得很沮丧。糖尿病患者的饮食如果以面包、米饭和意大利面为主,他们的血糖水平往往会升高,而且难以控制,尤其是午餐。一般而言,餐厅供应午餐的质量可能不如家里的食物。正因为如此,人口密集地区的人必须吃更多营养丰富的食物才能满足身体的需要，这对于那些活动量比较大的人来说可能是一个挑战。对于那些经常在餐馆吃午饭的人来说，获取满足身体所需的营养可能是很困难的。

📙 常识和一点变化

饮食方式有很多种，如果把这些饮食方式及其变化列成表来加以说明，可能很繁琐。正如您所了解到的那样，这些饮食方式有很多内容是相似的，但又存在一些明显的差异。例如，低碳水化合物饮食方式提倡摄入高脂肪，但血糖生成指数（GI）和餐盘模型的饮食方式并不提倡高脂肪的摄入。尽管这些都是关于饮食方面的基本常识，但当我们在媒体上读到关于介绍各种各样的饮食方式和减肥技巧的时候，难免会感到困惑。

作为一名医生和科研人员，我希望我的患者在日常生活中能够很轻易地找到适合自己的饮食方式，从而使自己的健康状况得到改善。我希望我们每个人都能通过采取健康的生活方式来预防疾病。您可以根据对饮食方式的基本常识，来考虑一天中什么时候吃，吃什么，这对您保持最佳状态是很重要的。

📖 我从何处开始？

您吃得怎么样？您将如何在迷途中找到自己的路，并正确思考您自己的饮食方式和内容？我相信在新北欧或地中海饮食中，您可能已经找到能使您自己变得更健康的食物。让您尽快适应这种饮食方式和内容并不难，只要掌握健康饮食的关键——少吃糖、白面粉和畜牧业产品中的饱和脂肪，增加浆果、水果和蔬菜的摄入量。

快速碳水化合物主要包括糖和白面粉。这类食物通常含有很多热量，会促进胰岛素的生成，会导致您的腹部积累更多的脂肪，让您感觉更糟糕、更累。

怎么抵抗糖的诱惑呢？根据我个人的体会，我知道生活中会出现很多诱惑，如果您不能抵挡住这些诱惑，就很容易养成不好的生活习惯。譬如，上班喝咖啡的时候，通常您会和大家一起吃块面包或者饼干。抵抗诱惑并不总是那么容易的，当您准备吃晚餐的时候，看到了一块巧克力，或者看到有一个小圆面包，您能拿来当夜宵吗？对于每周五超市摆放着的装饰漂亮的糖果和薯片，周六下午咖啡时间的面包和饼干，周末晚餐的甜点，等等，您能够控制住自己吗？（备注：在瑞典有一个周六糖果日的习俗，每周只有到了星期六才能吃糖，这是一个不成文的规定）

　　您的早餐如何？您吃的是白面包还是全麦面包？您在午餐和晚餐吃几片面包？您多长时间吃一次快餐（比如汉堡包或比萨饼）？诸如此类的问题，您都要思考。

📖 控制吃糖

　　来看看您在一周的日子里过得怎么样，少吃任何含糖食品是不是感觉有点困难？您可以先易后难，逐步进行。比如，您先试着一周只吃三次糖，每天工作的时候只喝一杯咖啡或吃一片面包，周末的晚餐可以只吃点甜食，每周最多只能在电视机前吃一次糖果。一旦养成了这种新的饮食习惯，您肯定能够将糖摄入的次数减少至每周一到两次。最后，当您应邀赴宴时，您可能会选择放弃吃甜食或者宴会上只吃一点甜食。如果能减少快速碳水化合物的摄入，您的身体就会燃烧更多脂肪，体重也会逐渐减轻。几年前，当我决定减肥时，就将甜食排除在个人食谱之外，逐渐摆脱了对糖果、巧克力和含糖食物的渴望，结果我的体重减轻了，甚至我的食欲也降低了，我感觉这没什么不好的。如果您完全放弃或大幅度地减少饮酒，您的体重也会减轻，因为酒精含有许多卡路里，酒精在体内可以代谢分解为几种糖分子，因此，可以说饮酒相当于大量吃糖。

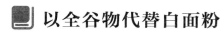

以全谷物代替白面粉

同样,吃白面粉时也需要注意,除了我上面提到的甜食糕点外,您一周吃多少白面粉? 建议您把所有的面包都换成全麦面包,因为有些白面包含有大量的糖。带自己精心制作的午餐去上班,可以很好地避免去快餐店吃午餐。当您在家里开始思考吃什么的时候,您会选择订一个比萨饼吗? 您喜欢意大利面吗? 建议您可以选择肉末酱以及全谷物的意大利面或粗意大利面,因为普通的意大利面是白面粉制成的。

好脂肪与坏脂肪

吃适量的脂肪不会升高血糖,但如果吃大量的脂肪,就会使血液和各种组织中脂肪酸的浓度升高,可能会导致胰岛素抵抗,即对胰岛素的敏感性降低,间接地导致血糖水平升高。脂肪所含的热量是蛋白质和碳水化合物所含热量的两倍。所以,为了保持体重,您不应该摄入过多的脂肪。然而,有些脂肪酸是身体组织细胞维持正常功能所必需的,不能在体内形成。因此,我们有必要吃一些脂肪,并确保食物中的这些脂肪能够被我们的身体吸收。

📖 不饱和脂肪

不饱和脂肪，也称不饱和脂肪酸（unsaturated fatty acid，UFA）。不饱和脂肪有很多种，主要包括亚油酸和α-亚麻酸，它们存在于植物油中，如玉米油、菜籽油、橄榄油和葵花籽油。欧米茄-6（ω-6）脂肪酸存在于植物油和人造黄油中，有助于降低血液中坏的低密度脂蛋白胆固醇的含量。然而，如果您摄入过多的欧米茄-6脂肪酸，有益的高密度脂蛋白胆固醇的含量也可能会降低。欧米茄-3（ω-3）脂肪酸主要存在于高脂肪含量的鱼类中，如鲱鱼、鲭鱼、三文鱼和沙丁鱼，但也存在于种子和菜籽油中。这种脂肪酸可以降低血栓形成的风险，并对降低血压有一定的作用。

📖 单不饱和脂肪

单不饱和脂肪主要存在于橄榄油、菜籽油、坚果、橄榄和牛油果中。它们有助于降低患心血管疾病的风险，包括降低低密度脂蛋白胆固醇的水平，但不会影响高密度脂蛋白胆固醇的水平（高密度脂蛋白胆固醇是一种有益的胆固醇）。

脂肪还有其他重要的作用,例如运输脂溶性维生素,我们需要摄入脂肪来维持大脑的功能。判断脂肪是否健康,有一个简单的方法,即当气温降低时,健康的脂肪会变软。

📖 饱和脂肪

饱和脂肪也称饱和脂肪酸(saturated fatty acid,SFA),主要来源于乳制品(如奶酪、酸奶和奶油)、猪肉和牛肉(如猪油、高脂肪熟食、香肠和汉堡),以及巧克力、蛋黄、椰子、棕榈油和糕点。您应该谨慎摄入饱和脂肪,因为过多摄入饱和脂肪会增加血液中坏胆固醇(低密度脂蛋白胆固醇)的水平,从而加速动脉粥样硬化,增加心脏病发作和罹患脑卒中的风险。与不饱和脂肪相比,饱和脂肪更容易导致胰岛素敏感性的降低和血糖升高。

📖 反式脂肪

当植物油成为半固体(硬化)的脂肪时,就会形成所谓的反式脂肪(trans fatty acid,TFA),主要存在于糕点、香肠、薯片和薯条中。反式脂肪可以降低肝脏的胰岛素敏感性,导致胰岛素抵抗,升高血糖。有些国家,譬如美国,禁止在食品中添加反式脂肪。

脂肪对身体有负面影响

摄入大量饱和脂肪和反式脂肪会增加胆固醇水平异常和血压升高的风险,从而导致心血管疾病的发生。摄入大量的动物性脂肪会导致体重增加,肠道菌群失调,从而降低糖耐量,并导致体内发生低度炎症。红肉吃多了也有同样的后果。

我需要多少蛋白质?

蛋白质是细胞生长过程中所必需的,白肉(家禽)、红肉(牛和猪)、鱼、蛋和豆类(豌豆和扁豆)都是富含蛋白质的食品。这些食物还含有维生素和矿物质,如 B 族维生素、铁和锌。如果您吃肉,就应该选择吃瘦肉,在烹饪前,去除可见的脂肪,烹饪后,看到脂肪也不要吃得太多,因为肉中饱和脂肪的比例很高。近年来,我们一直在讨论野味肉是否比养殖的牛肉和猪肉更健康,因为野味肉(但不是野猪)的瘦肉比例很高,但是,野味肉被归类为红肉。

研究表明，一个中年人每天每千克体重需要摄入约 0.8 g 蛋白质。如果一个人的体重是 70 kg，就相当于他每天需要摄入 55～60 g 蛋白质，这适用于 65 岁以下的人。当您的年龄超过 65 岁时，您的身体就会需要更多的蛋白质，每天每千克体重应该摄入 1.2 g 肉。您应该每周至少吃两次鱼，包括富含不饱和脂肪的鱼类，如鲱鱼、新鲜金枪鱼、三文鱼或鲭鱼。

把肉类摄入量保持在推荐的水平以内可以降低患直肠癌等癌症的风险。我们应尽量减少摄入加工的肉制品。我们摄入蛋白质，除了选择肉类，还可以选择豆类，包括豌豆、小扁豆、豆腐等豆制品，以及坚果、种子、无花果、鸡蛋和奶酪等。鸡蛋曾经被归类为不健康的食品，但后来的研究表明，每天吃一个鸡蛋是很好的。

肉、鱼和蛋不含有碳水化合物，因此，摄入肉、鱼和蛋不会升高血糖。摄入蛋白质与少量碳水化合物相结合所产生的饱腹感比单纯摄入脂肪产生的饱腹感更强，饱腹感维持的时间也更长。在研究中，我发现在饱腹感信号通路中，有一种激素叫瘦素（leptin），瘦素水平增高会增加人的饥饿感。人们在摄入富含蛋白质或碳水化合物的食物后瘦素水平会升高，但是，在摄入富含脂肪的食物后瘦素水平不会升高。这也是您在摄入碳水化合物后会很快地感到饥饿的原因。

现在您可以开始了

　　您是不是觉得我在命令您不能吃什么食物？恰恰相反，我是为了保证您所吃到的食物是健康和美味的。如果您遵循北欧新饮食方式的建议，吃各种各样的鱼，适当搭配一些红肉、全谷物产品、蔬菜、豆类、根茎类蔬菜、水果和浆果，并用健康的油来烹饪菜肴，您的日常生活就会变得丰富多彩。当您觉得准备好了，就可以开始向前迈出第一步，逐步养成健康饮食的好习惯。此外，还有许多好的烹饪方面的书值得我们借鉴。

健康饮食入门的十个技巧

　　（1）把厨房和冰箱中的一些无用的物品清理掉，可以一次清理几个。

　　（2）确保冰箱和食品储藏室里的食物是有益于健康的食物。根据您所选的饮食方式制定食物清单，并一次购买其中的几种，可以从您认识的食物开始。

　　（3）决定每周只允许自己在什么场合食用含有快速

碳水化合物和反式脂肪的产品(糕点、糖果、软饮料、甜点、薯片、比萨饼、馅饼等)。这样坚持做一个月,然后再减少每周摄入这类食物的次数。

(4) 如果您觉得需要在主餐之间吃点什么,您可以选择一种水果或十个坚果作为零食。最多可以选择两块不加糖的黑巧克力、鸡尾酒、番茄或者最多十个橄榄。

(5) 对于工作时的咖啡休息时间提供的面包和蛋糕,您可以选择不吃。

(6) 把所有含有白面粉的食物都换成全麦的,比如早餐的三明治或肉末酱意大利面等。

(7) 每餐前喝一杯水。

(8) 吃饭时先吃蔬菜或豆类食品,然后再吃盘子里的其他食物。

(9) 晚上 7 点以后不要吃东西。

(10) 减少饮酒量。根据瑞典公共卫生局的建议,女性每周饮用葡萄酒或啤酒的量应限制在 9 个标准杯以内,男性每周饮用最多 14 个标准杯(备注:一个"标准杯"含有 12 g 酒精)。

📖 继续学习的五个技巧

(1) 每个月都要挑战自己,买一些或做一些您以前没有尝试过的有益于健康的食品，哪怕只吃一点。

（2）进一步减少摄入快速碳水化合物和反式脂肪的次数。比如，您能每周只吃一次吗？

（3）如果您还没有开始吃素，可以每周用一天时间吃素食。

（4）进一步减少饮酒的量。

（5）试着缩短您的进食窗的时间，尽量从 12 小时减少到 8～10 小时，或者采用 5∶2 或 6∶1 进食法。

📖 可储存的食物

含有慢速碳水化合物的食物

- 胡萝卜
- 豌豆
- 小扁豆
- 芹菜
- 青豆（法国风味）
- 蘑菇
- 菠菜
- 辣椒
- 茄子
- 辣根
- 西红柿
- 黄瓜
- 西兰花
- 沙拉菜
- 西葫芦
- 甜菜
- 牛油果
- 芦笋
- 洋葱
- 绿卷心菜
- 紫卷心菜
- 萝卜
- 球芽甘蓝
- 花椰菜
- 西兰花
- 牛油果
- 苹果
- 浆果
- 海螺肉
- 橙子/柑橘/葡萄柚

富含蛋白质食物

- 鸡蛋
- 火鸡
- 鸡肉
- 鲱鱼
- 白鱼
- 三文鱼
- 金枪鱼
- 鲭鱼
- 沙丁鱼
- 虾
- 小龙虾
- 螃蟹
- 贻贝

高脂肪食物

- 菜籽油
- 葵花籽油
- 橄榄油（初榨橄榄油）
- 海螺肉
- 牛油果
- 卤虫
- 山羊奶酪
- 羊奶酪
- 普通硬质奶酪（脂肪含量 17％～27％）
- 奶油干酪（瘦肉）
- 茅屋奶酪
- 夸格
- 法国芥末

📖 什么是卡路里？

　　卡路里是一种热量单位，简称"卡"，英文缩写为 cal，定义为在 1 个大气压下，将 1 克水提升 1 摄氏度所需要的热量。一千卡路里等于 1 000 卡路里（1 kcal＝1 000 卡路里）。千卡路里，简称"千卡"，是用来表示食物中热量的计算单位，缩写为 kcal。在日常谈论饮食热量的时候，您经常听到的卡路里是不正确的，实际上指的是千卡这个单位。如果说我们每天需要 2 000 卡路里的营养，实际上是指 2 000 千卡路里，也就是 200 万卡路里。

瑞典国家食品管理局公布的不同营养素千卡数如下：

1 克蛋白质	4 千卡
1 克碳水化合物	4 千卡
1 克膳食纤维	2 千卡
1 克脂肪	9 千卡
1 克酒精	7 千卡

您可以在 http://soknaringsinnehall.livsmedelsverket.se/ 检索到 2 000 多种食品的热量值。

📖 一个成年人需要多少热量？

在瑞典国家食品管理局公布的表格中，您可以看到，基于北欧营养建议，一个成年人应摄入热量的参考值。瑞典国家食品管理局指出，以下这些数值是近似值。不同的年龄阶段需要的热量有所不同，没有一个公式可以计算出一个人确切的热量需求。您的体重以及体重的变化可以表明您是否处于热量的平衡状态。

可以用低、中、高来表示身体活动需要的能量

女性年龄	低	中	高
18～30 岁	2 000	2 300	2 500
31～60 岁	1 800	2 100	2 400
61～74 岁	1 700	1 900	2 200
男性年龄	低	中	高
18～30 岁	2 500	2 800	3 200
31～60 岁	2 300	2 600	3 000
61～74 岁	2 000	2 300	2 600

血糖指数与血糖负荷

血糖指数（GI，也称血糖生成指数）和血糖负荷（GB）可以表明饮食对血糖影响的程度。

在消化过程中，所有含有碳水化合物的食物都会被分解为葡萄糖。通过研究碳水化合物转化为葡萄糖的速度以及转化而来的葡萄糖导致血糖升高的速度，我们可以测算出不同食物的血糖指数。血糖指数表示某种含有 50 g 碳水化合物的食物与相当量的葡萄糖相比，在一定时间内

(一般为餐后 2 小时)引起体内血糖应答水平的百分比值。

用公式表示为：

$$GI＝(含有 50 g 碳水化合物的某食物的 2 小时血糖应答/$$
$$50 g 葡萄糖的 2 小时血糖应答)×100％$$

一种食物的血糖指数很高,意味着吃了这种食物后血糖值会迅速上升,而低血糖指数意味着该食物摄入后血糖值上升得比较缓慢。因此,具有高血糖指数的碳水化合物被称为快速碳水化合物。例如,纯糖的血糖指数为 100,100 是血糖指数的最大值,而苹果的血糖指数为 39。

然而,仅看血糖指数是不够的,因为摄入碳水化合物的量也是影响血糖值的一个重要因素,往往碳水化合物消化的速度越快,血糖值升高的速度就越快。因此,为了对食物的能量有一个正确的评估,有必要检测食物的血糖负荷。一般认为血糖负荷是观察不同食物对血糖水平影响的一种更好的方法。为了计算血糖负荷值,您可以取食物的血糖指数值乘以一份正常食物所含碳水化合物的克数,然后除以 100。

用公式表示为：

$$GB 值＝GI 值×碳水化合物克数/100$$

低于 10 的血糖负荷值被认为比较低,而高于 20 的血糖负荷值则被认为比较高。

动在当下　利在长远

　　在蓝色地带,那里的人们每天从事体力劳动几个小时,体力劳动是日常生活内容的组成部分之一。

　　所谓健康长寿就是要保持运动,生命在于运动,这在我们研究蓝色地带的生活方式时,就已经看到了。在蓝色地带有如此多的人活到了 90 岁甚至 100 岁,主要的原因是他们在日常生活中有很多体力劳动。女人们每天走很远的路去山坡上的农场劳作,而男人们牧羊,每天带着他们的羊群走几英里的路,这恰好说明了动可养生。

　　在最近的一百年里,生活条件以创纪录的速度发生了变化,但我们身体的基本功能与 10 万年前我们的祖先在大草原上生活时基本相同。在寻找食物的过程中,我们的祖先需要在一天内徒步数小时;在狩猎的时候,他们必须快速调整、加快步伐,因为只有敏捷的动作才能够帮助他们穿过丘陵地带和爬上树,只有强壮的肌肉才能帮助他们携带食物或抱着孩子走很远的路回家。

现代生活缺乏体力活动

在现代社会，我们的基本需求轻而易举地就能被满足。我们中有许多人即使上班的地点在步行距离内，也会开汽车、乘公共汽车或地铁去上班。如果有案头工作，我们都是坐在办公椅子上完成的。我们可以从网上购物，然后让快递员送到家门口，而不是步行去商店购买。如果我们通过努力工作，有了可观的收入，就可能会雇佣清洁工来帮助打理花园，那样的话，我们日常所做的体力劳动就会更少。在一天的大部分时间里，我们不是坐在车里或办公椅子上，就是坐在电视前的沙发上，我们甚至会在平板电脑和手机上花费几个小时的时间，这些行为都不利用我们的身体健康。许多患有生活方式疾病的人，如果在日常生活中多一些体力活动的话，本来是可以避免患这些疾病的。例如，心血管疾病是当今瑞典最常见的死亡原因。瑞典有一项针对约 20 000 名男性的研究表明，如果有好的生活习惯，4/5 的心脏病发作本可以避免。这项研究曾被发表在美国心脏病学会杂志（*Journal of the American College of Cardiology*，*JACC*）上。

开始锻炼身体永远不会太迟

您可能已经多次读到过或者听说过锻炼身体是一件好事,报纸上通常有一些关于体育锻炼技巧的培训,有些的确很好,但也有些承诺您能够在短时间内得到改变,而这种改变往往是不合理的。我们每个人都有不同程度的体育锻炼和运动的经历。有的人从小就喜欢运动,多年来一直保持运动;有的人小时候很活跃,但长大后就停止了运动;还有的人在学校里不喜欢做体操,根本就没有做任何锻炼。无论您属于以上所说的哪一类人,运动肯定是有益于健康的良药,这就是为什么现在我们有许多医生让患者锻炼身体,因为我们知道体育锻炼往往可以取代药物。最棒的是开始锻炼身体永远不会太迟! 即使您以前从未练习过任何运动项目,您从现在开始锻炼身体也不迟。一旦您开始运动,运动所带来的好处就会很快显现出来。我有很多患者通过保持日常的身体锻炼和定期的轻度活动,明显改善健康状况。与此同时,重要的是我们应该记住,运动不是一劳永逸的,其贵在持之以恒。如果运动一段时间就停止了,运动的作用也会消退。

运动有益于健康

在我们说到锻炼身体的时候,多了解一点运动对身体的影响可能会很有用处。体育活动要有规律，有规律的体育活动对身体几乎所有的器官都有积极的影响作用，如心脏、肺、血管、骨骼、肌肉、免疫系统、大脑和肝脏，以及脂肪组织的胰岛素敏感性。体育活动有助于改善身体素质和生活质量、记忆力、幸福感和体能。此外，体育活动还有助于提高睡眠质量，降低患 2 型糖尿病、肥胖症、心血管疾病、痴呆、某些癌症等慢性疾病和全因死亡的风险。如果您患有上述中的某个疾病，去咨询医生是很重要的，这样您就知道什么体育活动对您有好处。有一本名为《疾病预防和治疗中的体育活动》(*Fysisk aktivitet i Sjukdomsprevention och Sjukdomsbehandling, FYSS*)的书，也可以给我们很好的提示。

简单易行的体力活动

您并没有生活在大草原上，但是，面对富裕而便利的物质生活，可以想方设法做一些体力活动。比如和朋友出去散步，提起购物袋去购物，与孩子或孙子（女）一起玩游戏，例如在安全的情况下将他们举过头顶，也可以手持铲子在地里挖大葱，把独轮车装得满满的，把船拉上岸，把袋子放在后货架上，弯腰系好鞋带，在厨房的凳子上爬上爬下,赶公共汽车,诸如此类的体力活动可以列出一个很长的清单。总之,您需要有一些适度的体力活动,从而保持肌肉有一定的灵活性,这样您的生活就不会因年龄增长而受限。此外,保持体力活动将帮助您治疗疾病,降低身患严重疾病的概率。关于如何开始锻炼身体,积极地面对生活,我稍后会进一步叙述。

📖 健康的心脏

我们知道,改善生活方式可以预防心血管疾病,可以避免大多数患者过早的死亡。尽管如此,心脑血管疾病仍然是最常见的死亡原因,如心脏病发作和脑卒中。锻炼身体可以增强心脏的功能,比如增加血管系统的负荷,增强心脏泵血能力,进而使得心率减少但依然能获得等量的血液循环,这些血液会将携带的营养和氧气输送至全身器官。锻炼身体可以使血管变得更有弹性,可以更好地将氧气输送到各个器官,提高氧气的利用率,从而有助于显著降低患高血压、血栓形成、心脏病发作或脑卒中的风险。还有其他器官如肾脏也依赖于良好的氧气利用。您会注意到,锻炼可以降低静息心率,使您的心脏功能得到改善。

运动还可以减少血液中的危险脂肪,这是非常具有积极意义的,因为心肌梗死最常见的原因就是动脉粥样硬化。为了使运动对心脏产生最佳效果,需要对运动如何提高心率进行一些科学研究。

📖 预防 2 型糖尿病

2 型糖尿病是我们最常见的生活方式疾病之一。瑞典约有 50 万人患有此病,100 万人处于糖尿病前期。糖尿病前期是指您在空腹和(或)饭后进行糖负荷测试时血糖水平有所升高。与 2 型糖尿病相比,糖尿病前期更为多见。

饮食对预防糖尿病和糖尿病前期固然重要,体育活动也可以防止这类疾病的发生。如果您已经患有糖尿病,锻炼是至关重要的,因为锻炼可以提高胰岛素敏感性,这意味着肌肉能够更好地利用血液中的糖分。活跃的肌肉也会释放一种叫作肌细胞因子的物质,这种物质可以控制新陈代谢。良好的胰岛素敏感性也会使血管更健康。因此,运动对血糖、血压、血脂和体重都有很好的影响,运动可以降低患 2 型糖尿病和心血管疾病的风险,如心脏病发作和脑卒中。如果您已经处于糖尿病前期或患有 2 型糖尿病,未来发生心血管疾病的风险也会增加,尤其是心肌梗死和脑卒中的风险,但这些风险都可以随着您加强体育活动而降低。

使骨骼更强健

年轻时期的体育锻炼,会对人一生的骨密度产生积极的影响,例如腰椎和臀部(髋关节)的骨骼会变得很强健。后期的锻炼也可以减缓随着年龄增长而发生的骨量流失。训练可以增强肌肉力量,提高身体的协调性和平衡性,从而降低跌倒和骨折的风险。运动,比如徒步旅行和跑步,意味着您的每一步都会给骨架加载,这是有益的。您站立起来就意味着您的骨骼系统承受了负荷。肌肉训练是至关重要的,强健的肌肉才足以支撑骨骼,肌肉的平衡能力有助于防止摔倒和受伤。运动会增加一种名为胶原蛋白的含量,胶原蛋白提供了更强韧的肌腱,这反过来又增加了负载骨骼的耐用性。运动对软骨组织损伤后的修复也有积极作用,尤其是在负荷变化的情况下。而静态应力就会削弱上述积极影响,譬如,对于软骨组织而言,机体保持动静平衡,就可以预防骨关节炎。

我们所说的体育活动是什么?

体育活动是指除了我们在休息时消耗的热量之外,可以增加热量消耗的所有身体运动。

有氧运动是最常见的形式，运动时心率会加快，从而有助于提高或保持良好的体能（工作能力），其强度可以任选。

肌肉强化运动是一种对肌肉施加压力或提出更高要求的活动，如力量训练。

肌肉力量简称肌力，是指肢体做随意运动时肌肉收缩的力量。

有氧运动的定义是在有氧代谢供能状态下身体工作的能力，由身体的最大摄氧量和耐力（如乳酸阈值）而决定。

VO_2max（maximum oxygen consumption）是指最大耗氧量，也被誉为最大有氧能力，它是衡量人体在达到极限运动强度时，每分钟所能摄取和利用的最大氧气量。VO_2max 值通常以每分钟摄氧量 $[mL/(kg \cdot min)]$ 来表示。

VO_2max 是评估人体有氧运动能力的重要指标，代表着人体在长时间、高强度运动中的耐力水平。能量消耗越大，就需要吸收更多的氧气，如跑步或骑自行车时，身体运输和消耗氧气的量比较大，VO_2max 与最大心率或者说最大工作量时的心率相关联。最大心率大约为 220 减去您的年龄。如果您 50 岁，VO_2max 对应的最大心率为 220－50＝170 次/分；如果您 70 岁，则为每分钟 150 次。

📖 预防癌症

在瑞典，约70％的癌症病例是由于生活方式的因素而引起的，如皮肤癌、肺癌、肝癌和肠癌，缺乏体力活动就是其原因之一。运动降低患癌风险的机制尚不完全清楚，可能是通过各种因素的相互作用而起效。但有一种科学假说认为，运动可以提高胰岛素的敏感性，促进胰岛素样生长因子（IGF-1）表达，从而降低癌细胞生长的风险。体育活动有助于食物更快地通过肠道，这意味着肠道内壁与摄入的酒精和红肉等有害物质的接触时间比较短，从而降低了患结肠癌症的风险。对于女性而言，体育活动可以降低游离雌激素水平，这与较低的胰岛素水平一起，可以降低患乳腺癌和子宫癌的风险。

体育活动也可以减轻体内炎症反应，从而降低罹患癌症的风险。目前，人们正在对这个科学假说进行研究。还有研究表明，体育锻炼可以增强免疫系统杀死癌细胞的能力。

📖 皮肤和温度

体育活动会对皮肤产生积极的影响，使皮肤更好、更光滑，伤口愈合得更快。体育活动也能增强肺功能。您可能会发现，运动耐力增强后爬楼梯或跑步时的呼吸会变得没有那么急促。运动还能升高体温，改善泌汗功能和代谢调节的能力。事实上，温度的小幅升高可以减少饥饿感和对食物的渴望，饱腹激素和胃饥饿素也会受到刺激。您可能已经注意到，当您生病发热或夏天天气很热的时候，您的进食欲望会大大降低。

体脂减少　腰围变小

体育活动最重要的作用是有益健康，对体型也有影响。体育活动会使我们身体的脂肪组织减少，肌肉含量增加，腰围变小。体重可能会下降，但肌肉量未必会增加，因为减肥主要是针对超重人群身体的脂肪组织的减少。因此，运动被认为是减肥后保持新体重的最佳方式，而脂肪组织的减少可以促进血液中炎症因子水平的降低。

预防和缓解抑郁症

您可能听说过，为了预防和缓解抑郁症，医生有时会开出运动处方。这么做可行吗？研究表明，运动时身体分泌的不同物质会对我们的机体有不同程度的影响，这种物质与我们的感受之间存在着复杂的关系，一个简单的解释是，这在很大程度上与身体的内分泌系统有关。当我们训练时，内啡肽就会释放出来，既能够减轻疼痛，还能够反过来释放一种名为多巴胺的神经传导物质，帮助我们体验快感。一般认为，酒精、尼古丁和糖会使人产生多巴胺，而且会上瘾，即依赖于这种多巴胺。但是，我希望您选择锻炼，因为很显然锻炼身体比其他方法更健康。

　　抑郁症患者的海马体会萎缩。研究表明，保持海马体的大小对健康很重要。实际上，运动不仅会使得海马体变大，还可以减少体内应激激素的含量。同时，我们不应该忘记，在运动的时候，我们完成对身体的挑战会使得我们获得很好的满足感。最近的研究表明，运动会释放一种使患抑郁症风险降低的神经递质。这可能解释了为什么运动能与药物或认知行为疗法产生一样的治疗抑郁症的效果。当然，这取决于抑郁症的严重程度，您始终应该与医生探讨。总之，将运动和医疗相结合起来是好的，有氧运动和力量训练都有抗抑郁的效果。

📖 大脑和记忆

　　最近，人们开始关注运动对大脑的重要性。过去认为老年时期人脑不能再生神经元，而现在我们知道事实并非如此，在老年时期，人脑中仍然可以很好地形成新的神经元，不仅如此，体育活动有助于新脑细胞的形成。多年来的研究表明，人脑记忆力变差的一个原因是海马体的体积缩小，但锻炼身体有助于保持海马体的体积基本不变。如果海马体已经缩小了，运动也会使它变大。海马体可以调控我们的工作记忆和空间记忆。研究表明，在经常锻炼身体的人的大脑中可以看到新脑细胞的形成，尤其是在海马体中，同时在大脑的其他区域，也发现有新的脑细胞生成，进而使学习能力得到提高。大脑中的这种积极变化与生长因子如 BDNF、IGF-1、VEGF 和 NGF4 的增加相关，因为这些生长因子既能保护脑细胞，又能促进细胞的再生。保持海马体的大小不变可以降低患痴呆的风险，有几项研究证明了这一点，其中包括哥德堡萨尔格伦斯卡学院的一项大型研究。该研究对近 200 名女性进行了 40 年的跟踪调查。结果表明，在经常锻炼身体的女性中，只有 5% 的人患上了痴呆，而在身体锻炼不佳的女性中，这一数字几乎达到了 50%。运动还能增强脑细胞之间的信号联络，这有益于大脑功能的调节和发挥。即使是低强度的身体锻炼，如步行，也有很好的效果（备注：BDNF 是脑源性神经营养因子的英文简写，IGF-1 是胰岛素样生长因子的英文简写，VEGF 是血管内皮生长因子的英文简写，NGF 是神经生长因子的英文简写）。

📖 更好的睡眠

在生活中，许多关于健康的因素都是相互关联的，尤其是睡眠，因为只有当我们睡觉时，身体才能得到恢复。因此，在夜间创造一个良好的睡眠条件是很重要的。事实证明，体育活动对我们的睡眠非常重要，反之亦然。一方面为了能够更好地锻炼身体，您需要适当地睡眠；另一方面，运动之后，您到了晚上自然会感到疲劳，压力水平下降使您更容易进入深度睡眠。以前有人认为不应该在睡前锻炼身体，但是，新的研究表明，睡前锻炼的获益存在着个体差异。我想说的是，睡前有一两个小时保持安静的状态就可以了。训练的量和强度与睡眠质量有关，训练时间越长、强度越大，睡眠越好。

📖 如何锻炼身体？

至此为止，我已经告诉您为什么运动对身体和大脑的健康如此重要。现在我将举例说明如何锻炼以及锻炼的频率。首先要记住，体育活动应该包括三个部分：日常锻炼、有氧运动和增强肌肉的活动。

危险的坐姿

我想谈谈关于久坐是多么危险的话题。经常久坐不动会导致气血运行障碍，心肺等器官功能衰退，新陈代谢紊乱，热量消耗减少，食欲不振，人的免疫力降低，容易生病，容易衰老。过去十年来的研究表明，长时间的久坐不动可能会使身体超重，患 2 型糖尿病、心血管疾病和癌症的风险也会增加。您白天久坐的时间越长就越危险，但是，如果您增加体力活动，就会降低久坐的风险，这就是为什么过一段时间就要从办公椅上、电脑前以及电视机前的沙发上站起来。您可以购买一种上下高度可调的桌子，让我们上班的时候可以站起来工作一段时间，从而减少久坐。另外，我建议不要每天坐着工作超过七个小时。

日常锻炼

日常锻炼包括日常生活中的所有活动，这些活动可能不会提高您的心率，但对您的健康至关重要。如果您在日常生活中懒着不动,那么尽管您每周去健身房锻炼几次,其锻炼的效果也不大。例如,每天多走路就是很好的锻炼。有人每天走 10 000 步,相当于走五六公里,这个数字并没有得到科学证实,因为这还要取决于走的速度有多快。然而,很多人建议每天走 5 000～7 500 步,我建议每天走 7 500 步,走的时候最好保持快慢交替。如果老年人腿脚不便,可以扶拐杖尽可能快走 1～2 分钟,然后再放慢速度走 5 分钟,以此类推,这种间歇性的运动可以增强体能。

　　手机或手表上的计步器是检测走多少步的好工具。快走 30 分钟(能够说话,但心率可能很高)与 10 000 步的慢走(根据不同的年龄和体质,可能需要 70～120 分钟)的效果可能是相同的,快走可能对心脏和血压有更好的影响。如果您每天走的步数明显少于 5 000 步,那我建议您逐渐增加步数。您可以从走 2 000 步开始,然后将目标设定为 3 000 步,一旦能够坚持几周,您就能够逐步增加步数。在日常生活中,要尽可能找到步行的机会,您可以步行上下班;如果您上班的工作单位比较远,需要乘坐公共交通工具或开车出行,您可以提前几站下来,或者尽可能将车停在离工作场所有一定距离的地方,走最后一段路;您上楼可以走楼梯而不是乘自动扶梯或电梯;如果您上班的楼层很高，您可以走几层楼梯，然后再乘电梯。这样做可以"积小步以致千里"，给身体带来巨大的变化。如果可能的话，可以在公园或森林里散步。研究表明，与在城市街道上行走相比，在公园或森林里散步对健康更有益。

在我 40 多岁的时候，每天早餐前，我趁家人睡觉还未醒来之际，会到室外慢跑 20～30 分钟，这已经成为我多年来的一种习惯。我喜欢大自然色彩的变化、声音和气味，还有一点就是我享受属于自己的时间。

所有的日常琐事，譬如打扫卫生、在花园里劳动、选择步行或骑自行车去购物，与孩子和孙子（女）玩耍，都是很有意义的，都会有利于健康。

📖 利用午休时间活动一下

上班的午休时间也是活动一下的好机会，如果您不利用这个时间活动一下，那很可能会坐在那里吃东西（备注：瑞典人有午休时间，但一般没有午睡的习惯）。

利用午餐后的时间散步 30 分钟，意味着您每天的运动量可能已经满足日活动量的最低水平。如果您散步的时候，外面天气晴朗、阳光明媚，那么您在下午的工作效率很可能会更高，因此，利用这 30 分钟活动一下，会使您受益很多, 哪怕是 15 分钟的步行也会产生效果。建议您午休时间活动一下, 可以随意与同事同行。

📖 每半小时活动一下

如果您坐着工作或者总是坐在家里的沙发上, 试着每半小时站起来走几步, 活动几分钟。如果您需要与您的同事交谈, 不要发送电子邮件或微信, 可以去找他(她)面谈。您可以有计划地做些什么, 譬如喝一杯咖啡或茶, 伸展一下身体, 看看窗外或者下蹲几次。无论如何, 坐在椅子上半个小时就要站起来活动一下。

📖 健身运动

除了日常的体力活动外, 您的身体可能还需要保持最大心率下的运动。一般认为, 人的心率提高到 150 次/分钟左右时, 身体就会处于高强度的有氧代谢状态, 消耗的热量会更多。最大心率的计算方式为 220－您的年龄＝您的最大心率。运动的强度有多大才能算是足够的呢? 一个好的标志就是运动时您的心率加快了, 达到了最大心率的 40％～60％。有氧运动是锻炼心脏的最好的方式, 通过最大心率的运动，您才能感觉更好。

开始的时候，每周用 3～5 天进行 75 分钟的运动就足够了。无论强度如何，每次运动应当至少持续 10 分钟。有很多运动类型可供选择，如快跑、慢跑、在健身房用不同器械锻炼、旋转、健身、游泳、练习各种舞蹈、打网球等，各种各样的弯曲和伸展运动也很好。最重要的是您能感到全身发热，并注意到您的心率在增加。

尝试不同的运动方式

您可以根据自己的兴趣爱好，试一试喜欢哪种运动方式，并根据自己的日常生活，定制运动时间和内容。您可以把不同的运动方式组合在一起，譬如，每周进行 3 次 30 分钟可以使心率上升的散步和 1 次 60 分钟的健身房锻炼，或者每周进行 2 次 15～20 分钟的慢跑、1 小时健身房锻炼和 45～60 分钟的快走。您可以与伴侣、朋友或孩子一起运动。如果您决定和某个人一起散步或健身，久而久之形成习惯，一般就能坚持下来。

如果您不喜欢运动，我建议您可以从慢速度的运动开始，然后逐渐转变为最大心率的运动。您可以从每周运动 1 次开始，然后增加到每周几次。如此这样，坚持运动几个月后,您继续运动下去的可能性会很大。对大多数人来说,锻炼身体最终会成为一种需求,如果不锻炼,可能会感到难受,因为有时提高心率会让您感觉更加舒服。记住,各种运动都很重要,哪怕是日常体力活动也很重要。

📖 增强肌肉力量

锻炼肌肉很重要,因为肌肉的能量消耗占基础代谢的90%,肌肉越强壮,患代谢综合征的风险就越低。肌肉的力量训练还可以预防和缓解颈部和肩部疼痛,如果您工作时经常久坐不动,颈肩疼痛是很常见的。肌肉的力量锻炼能使其更好地支撑和缓冲关节而降低膝盖等部位疼痛的风险。同样重要的是,运动可以激活肌肉,使我们老年人起床变得不那么困难。随着年龄的增长,老年人的肌肉细胞往往会缩小,但锻炼可以抵消这种影响。有些健身运动对您的肌肉也有好处,例如,走楼梯可以增强大腿部和臀部的肌肉力量。因此,我建议您每周 2~3 次专注于肌肉力量的锻炼。

📖 肌力锻炼的技巧

您应该锻炼大腿、胸部、腹部、背部和手臂等几个大的肌肉群。健身房里有训练身体各个部位的器械，您可以在那里得到教练的帮助和建议。您可以参加一些以增强肌肉力量为目的的团体锻炼课程，也可以在家里用简单的辅助器械做这些动作，比如一对哑铃、一个普拉提球和一根橡皮筋。以下一些建议仅供参考。

◇ 腹部和躯干：仰卧起坐，包括直起和侧身起。如果卧起缓慢，您可以把脚钩在重物下，这样有助于卧起。

◇ 背部：摆好姿势，仰卧，双手放在身前，上半身从腰部屈起。

◇ 背部和臀部：仰卧，双腿弯曲，双脚放在地板上。抬起您的臀部。

◇ 大腿前部和臀部：扶椅深蹲，如果担心摔倒，可以在旁边放一把椅子增加安全性。

◇ 胸部和躯干、手臂和肩膀：先靠桌边做俯卧撑，然后在地板上做俯卧撑。当然还可以从膝盖着地开始练习。

◇ 手臂和背部：在家里，您可以用手臂举起哑铃或重物，做像在划船一样的动作。

　　每周锻炼 2～3 次是一个很好的肌肉力量锻炼标准。每个动作要做 8～12 次，然后再重复 2～3 次。有一种方法是每天花 5～10 分钟锻炼,并在这段时间内,尽可能做出您能做的动作,只要确保这周的运动量就行。我本人的切身体会是经过几周的锻炼后,我可以做更多的动作,感觉到自己的身体更强壮了。

如果您对肌肉力量锻炼不熟悉,可以从轻负荷锻炼开始,逐渐增加力量锻炼的强度,使身体有一个逐步适应力量锻炼的过程。进行大腿、手臂和腹部肌肉锻炼的时候,坐着做也很好。如果您年纪大了,站立或走路有困难,了解一下这方面的知识也是好的。

📖 身体的平衡

随着年龄的增长,我们有时会感到很难保持身体的平衡,但是,如果加强身体锻炼,这种变化就会不那么明显。这里有一个悖论:为了锻炼保持身体平衡的能力,要在自己身体不平衡时进行锻炼。这种做法是错误的,因为如果不小心跌倒了,会导致骨折,进而影响预期的寿命。我们可以采用常规的运动方式锻炼身体,实际上这些运动就可以训练我们身体的平衡能力。同样的道理,我们可以加强腿部力量的锻炼,因为强壮的腿部肌肉能够帮助我们更好地保持身体的平衡,降低摔倒的风险。

📖 练习身体平衡的技巧

您可以将不同的单腿站姿与其他训练结合起来。您如果对这些动作不熟悉并且感到不安全，可以靠着墙光着脚，单腿站在地板上，这是最容易的。当您抬起一只脚的时候，试着记秒数并试着每天增加单脚站立的时长。一段时间以后，您就可以增加难度，例如，单腿站立的同时闭上眼睛做练习。站在不平的地面上或使用平衡板进行锻炼是很好的，瑜伽中有许多不同难度的平衡练习也很好。

📖 如何测试身体的平衡能力？

您身体的平衡能力怎么样？研究人员为不同年龄段的人群，分别设置了身体平衡能力测试表。从下表中，您可以看到相关的标准。以单腿站立，双臂并拢，读秒计算时间。一旦您开始摆动，就可以放下脚，或者用手臂保持平衡。要慢慢来，经过反复练习才能提高身体的平衡能力。

40 岁以下　　睁开眼睛：45 秒；闭上眼睛：15 秒

40～49 岁　　睁开眼睛：42 秒；闭上眼睛：13 秒

50～59 岁　　　睁开眼睛：41 秒；闭上眼睛：8 秒

60～69 岁　　　睁开眼睛：32 秒；闭上眼睛：4 秒

70～79 岁　　　睁开眼睛：22 秒；闭上眼睛：3 秒

80～99 岁　　　睁开眼睛：9 秒；闭上眼睛：2 秒

（备注：该表来源于瑞典工作环境论坛）

📖 如果感觉疼痛或生病了怎么办？

　　如果身体的某个部位疼痛，您可能以为是锻炼造成的。但是，在大多数情况下，锻炼利大于弊，从长远来看，锻炼可能有止痛的作用。如果您患有骨关节炎，您应该遵循特殊设计的训练计划来锻炼身体。如果您感冒了，没有活动后喘气困难的情况，那您可以试着做一些较轻松的锻炼。但是，如果您发热和（或）有严重的感染，就应该停止所有的锻炼。如果您感到疼痛或觉得自己生病了，请咨询医生如何锻炼，通常医生会根据慢性病患者的病情提出具体的建议。

📖 基于年龄的锻炼

　　在不同的年龄段，应当匹配不同类型的锻炼。在这里,我想提一个建议。到了 65 岁或者以上年龄阶段,应该越来越专注于肌肉力量的锻炼、敏捷性的锻炼、平衡和伸展关节的锻炼,随着时间的推移,这些锻炼可以使得肌肉变得更强壮。在健身房,会有人帮助您学会如何做伸展动作。到了 75~80 岁及以上年龄的阶段,可以采用步行和轻度肌肉力量锻炼,但不建议做提高心率和强度大的锻炼。请听取健身房教练的建议。

衡量锻炼效果和成绩

您是那种容易被"目标管理"的人吗？在《坚强的生活》(*Stark alla vita*)一书中,作者杰茜卡·诺尔布姆(Jessica Norrbom)和卡尔·约翰·松德贝里(Carl Johan Sundberg)给出了一些如何衡量锻炼效果的建议,比如您在 6 分钟内能走多远,在 12 分钟内能跑多远,在 30 秒内能从椅子上站起来多少次,在 30 秒内能下蹲多少次。除此之外,您可能还可以考虑尝试其他的测试项目,比如您在规定时间内可以做多少仰卧起坐,以及随着时间的推移,您在健身房用来锻炼的器械或哑铃增加了多少重量。无论您怎么测试,都要记下开始的日期,在一个月、三个月、六个月后跟进结果并记录,以此类推。

从头再来

从头再来,恢复锻炼,最好是根据现在的情况,从您原来所处的锻炼水平开始。先做一些简单的动作,循序渐进。如果您从一开始就用力过猛,有可能会造成肌肉疼痛,导致您无法继续锻炼下去,毕竟您前几周由于休息没有锻炼。同时也不要担心,感觉肌肉酸痛并不危险,那是由于各种代谢物质如乳酸积聚在肌肉中所致,运动出汗时体液减少也会导致疲劳。经过一段时间的运动,肌肉的结构和功能就会发生变化,这些症状也会消失。

制定一个常规的锻炼计划,使您的身体能在一段时间后恢复之前的状态,感觉到不能没有锻炼。这使得您即使在天气不好的日子里也会坚持散步或跑步。如果您目前训练很少,您不应该突然在一周内进行多次跑步或集体训练。首先,一定要出去活动。每周散步 2～3 次,每次 30 分钟以上。也许您甚至需要从一个更低的水平开始。其次,如果您已经接受了医生的处方培训,您可以带着处方去健身房寻求指导。

继续锻炼

一个月后,可以增加锻炼的次数,同时提高步行或奔跑的速度。您能慢跑 10 分钟吗？过一段时间，也许是您报名参加集体锻炼的时候了，集体锻炼看起来是最有趣的活动。再过几个月，您可以每周搞两次体能测试？为什么不用健身房的器械测试呢？在大多数健身房，您都可以得到教练的帮助。有的时候，您购买的健身房通行证就包括免费的教练服务。当您在进行了一段时间的快走或慢跑等锻炼以后，您可以进行一些肌肉力量锻炼，每周几次，每次 5 分钟，做一些简单的运动，过一段时间再增加运动的次数和强度。如果您不喜欢去健身房，那就在家里锻炼。网上有许多应用程序可供下载，其中包括针对身体不同部位的锻炼方法。

📖 使用日历

一个比较好的方法是把锻炼和散步的计划记到日历上，就像您在日常生活中做其他重要的事情一样。对许多人来说，有个伙伴一起锻炼身体是件好事，这样你们就可以互助互动，例如对方的建议能帮助您开始或完善您的锻炼计划。您也可以依靠自己的力量来找到适合自己的方法和窍门。重要的是您要动起来，不管这些建议能否被接受，锻炼身体的计划都需要包括三个部分：日常锻炼、有氧运动和肌肉力量训练。

📖 我锻炼身体的 20 个技巧

其中一部分技巧适用于专业人士,另外一部分技巧适用于年纪稍大的人。

(1) 从今天开始,制订一个可以坚持并小幅度增加的计划。

(2) 每天坚持锻炼,逐渐增加每天散步的时间和步数。

(3) 如果还在上班,养成在工作之余和假期锻炼身体的好习惯,这样不会因为工作而阻碍锻炼。

(4) 提前 15 分钟去上班,可以设置个闹钟,去上班的路上以短距离快走开始新的一天。

(5) 在工作中,有一张高度可调的办公桌,养成站立起来工作一段时间的习惯。

(6) 每半小时从办公椅或沙发上站起来一次,用 1 分钟时间活动一下或者做些其他什么事情。

(7) 少开车或乘公共汽车出行,可以提前几站下车步行。

(8) 骑自行车上班,从每周 1~2 次开始。

(9) 买一对重量合适的哑铃,可以从两千克开始。

（10）将哑铃、橡皮筋、平衡板和健身卡等可以激发锻炼身体兴趣的东西作为礼品或圣诞礼物，互相赠送。

（11）在健身房与教练预约时间。

（12）与教练讨论训练内容和时间，并达成一致意见。

（13）把锻炼计划记在日程表上。

（14）下载一个应用程序，在家里进行肌肉力量锻炼。

（15）用计步器或手机上的健康应用程序，检查每天走了多少步。

（16）对自己好一点，记得总结一天的体力活动，如打扫卫生、园艺、与孩子或孙子（女）玩耍、走楼梯而不是乘电梯等。

（17）制订一个锻炼身体的计划，并定期测试锻炼的结果。

（18）如果有一天或一周没有进行锻炼，不要沮丧，要从头再来，继续锻炼身体。休息一下是可以的，但停止锻炼的时间最好不要太久。

（19）找到一种您自己认为有趣的锻炼方式，如跳舞、游泳和长距离散步，散步最好是在丘陵地带。

（20）当您达到计划的目标时，要赞美自己。记住，即使是部分目标得以实现，比如每周散步几次，也要为自己点赞。

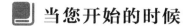

当您开始的时候

- 一旦您每天步行达到 5 000 步,就可以考虑增加到 7 500 步,也许以后可以增加到 10 000 步。
- 当您每周进行心率提升锻炼活动的时间加起来达到 1 个小时,就可以逐渐增加时间,最后达到 150 分钟。
- 您已经开始每周进行 1 次肌肉力量锻炼吗? 如果是,那非常好! 您能增加到每周 2～3 次肌肉力量锻炼吗? 您能每天花 5～10 分钟进行肌肉力量锻炼吗?

最后,记住您所做的一切努力都很重要。动起来总比静止不动要好! 让锻炼身体成为您日常生活的一部分,成为您的习惯。

贝丽特以锻炼身体取代药物治疗

贝丽特(Berit)在年轻时期打过篮球,她的身材高挑,长相秀美,人们很容易就能想象到她驰骋在球场上的风姿。但是,近年来,训练从她的生活中完全消失了,因为她患有纤维肌痛综合征,身体的疼痛使她不得不停止运动。

最近,年满 65 岁的贝丽特说:“我觉得锻炼很无聊。”

并经常以纤维肌痛综合征为借口来逃避锻炼。

2010 年，贝丽特患上了癌症。经过治疗她康复了，但整个治疗的过程很艰难，还不能马上恢复体育锻炼。5 年前，她在健康中心做了 60 岁例行体检，体检报告使贝丽特不得不重新考虑自己的生活，因为从体检报告中，她发现自己的血糖水平很高，被确诊为 2 型糖尿病。

她说："尽管我当时并没有出现显著的 2 型糖尿病临床症状。"

她遵照医嘱服用治疗 2 型糖尿病的药物，同时意识到自己需要改变生活习惯，因此，她开始采用低碳水化合物饮食方式（参见上一章中描述的低碳水化合物饮食方式），贝丽特对这种饮食方式感觉很好。后来，她的丈夫也进行了 60 岁例行体检，体检报告表明她丈夫的血脂（胆固醇水平）很高。贝丽特认为不仅要采用低碳水化合物饮食方式，还有必要降低脂肪的摄入。

恰好贝丽特进行糖尿病随访的时候，我给她开出了新的药物处方。她已经 63 岁了，曾经是一名助理护士，工作内容包括重症监护和运动康复等。她在经历了漫长的医疗助理职业生涯后，感到自己已经精疲力尽了，因而决定提前退休（备注：在瑞典退休的年龄一般是 65 岁）。退休后，贝丽特的生活变得很平静。

"我离开了我的同事,我们就像一家人",贝丽特说。

有一次,她得知糖尿病患者可以通过体育锻炼来减少对糖尿病治疗药物的依赖。"我受到了启发,于是打电话给健身房的老板。"她说。

贝丽特约见了一位健身教练,了解了价格后,他们一起讨论了不同运动的类型,共同得出结论,高级训练课程对于贝丽特来说应该是有效的。贝丽特事后指出,体育锻炼可以根据年龄而定,年龄大的可以做"轻松的训练"或类似的训练。

不管怎么说,这是贝丽特生活的一个转折点。贝丽特又开始热爱体育锻炼了。她的健身课程包括平衡训练、力量训练、协调训练和有氧运动,这些训练的形式以循环的方式进行。她每周去两次健身房,等到第二学期结束后,她在进行健康检查时,发现健身使得自己的身体变得更健康了。

"体检报告很好,但为了妥善起见,我继续服用了治疗2型糖尿病的药物一段时间。但等到第三学期的健身运动结束后,我就把药停了,现在感觉很好。"

贝丽特体会到了体育锻炼对于身体健康的巨大好处。

"我变得更快乐了,在日常生活中,我有了更多的精力,比如自己打扫卫生,和孙子(女)们一起玩耍。"记得几年前,在她开始锻炼身体之前,她和丈夫一起去避暑别墅(Sommarstuga)看望朋友(备注：瑞典人喜欢在城市的郊外有一个小屋,夏天去住几天,因此被称为"避暑别墅")。他们的朋友们正在修理那个小屋,站着粉刷挡风板。

"我不想看他们做这些事情,我想我可能永远不会做。"然而,您知道发生了什么事情吗？去年,贝丽特和她的丈夫买下了他们朋友所住的避暑别墅旁边的小屋。贝丽特神采飞扬地说道："我们已经换了屋顶,现在我在粉刷挡风板,已经搞了一整天了。"

贝丽特被建议先做几个不同类型的运动试一下,也就是说,先练一段时间后,再比较一下结果。

"从一开始,我闭着眼睛站立的成绩不到 20 秒,但现在我闭着眼睛可以轻轻松松地站立整整一分钟了。"

锻炼从根本上改变了贝丽特的生活,她与同伴和团队在一起集体训练形成了愉快的氛围。整个小组训练结束之后,大家一起喝咖啡或茶,吃一些奶酪、自制的面包,有时还有沙拉。那一刻是非常重要的,是一种享受,是一件值得期待的事情,鼓励着贝丽特在那段艰难的日子里,依然坚持到那里去锻炼身体。

在新冠肺炎大流行期间,该训练小组休息了一段时间。贝丽特只好在家里锻炼,但是,其效果不如集体训练。

"我找到了一种适合我的运动方式,而且我觉得很有趣,这非常重要,事实上,我已经喜欢上了体育锻炼。我的丈夫也受到了我新生活方式的影响,开始改变饮食方式和锻炼身体。最重要的是,他拥有了一个活力更强的妻子,我们可以一起做更多的事情。"

贝丽特锻炼身体对于健康的好处

◇ 停用药物。

◇ 变得更快乐。

◇ 减小了衣服的尺寸。

◇ 可以更好地做日常家务。

◇ 培训测试明显进步。

◇ 经历了"疼痛的变化"(贝丽特因纤维肌痛综合征引起的疼痛有所缓解,但尚未完全消失。她通过锻炼身体能够更好地缓解身体的疼痛,因为纤维肌痛综合征的主要症状就是肌肉疼痛)。

贝丽特锻炼身体的动机提示

◇ 找到一些您认为有趣的事情去做。

◇ 尝试不同类型的运动，在健身房多试几种锻炼的方法，譬如水上体操、舞蹈和瑜伽等。

◇ 进行自我评估，如单腿站立并闭上眼睛，或者坐到椅子上再站起来，经过几个月的锻炼后，再进行自我评估，然后比较。

◇ 开始锻炼时要放松，逐步增加锻炼次数和强度。

睡得好才能健康

在蓝色地带，人们跟随一天的节奏而生活，昼耕夜息，日出而作，日落而息。

在帮助我的病人找到健康生活的方法时，我认识到将生活中几个不同的因素结合并协调起来是非常重要的。生活拼图已经成为一种过时的表达方式，但我想说，如果我们把生活方式的几个因素拼在一起，这块拼图的缺失或破损之处就显而易见了。当您读这本书时，您也许会注意到，生活方式的几个因素实际上是相互关联的。譬如，如果饮食习惯不好，您很难通过锻炼来弥补，因为您只有吃到好的食物才能更好地运动，如此等等。在这个拼图中，睡眠是一个非常重要的部分，因为睡眠既可以影响其他因素，又受到其他因素的影响。在蓝色地带生活的人们早已意识到了这一点，因此，他们遵循昼夜节律来保持良好的睡眠，同时，他们有健康的饮食习惯且进行积极的体力活动，自然的疲劳有助于他们睡得更好。在西方发达国家，睡眠不足已经成为一个主要的公共卫生问题。睡眠不足这个问题主要是 24 小时无差别生活/工作制的社会生活模式带来的。

📖 简单地调整睡眠习惯

诚然，在日常生活中，有时候很难能睡个好觉，比如当您有一个年幼的孩子。在这种情况下，要调整好自己的心态，乐观地接受现实并满怀希望。如果有几个夜晚都没有睡好，那就要抓住白天的机会好好地睡一会儿，这样做很重要，哪怕睡的时间不长。当我们步入中老年的时候，应该为了睡好而创造良好的条件，但有时确实很困难。从自己的经历中，我深深地体会到了这一点。由于职业需要，我常常工作很长时间，甚至经常利用晚上的时间工作。这就是为什么我知道睡眠不足的滋味。在这样的情况下，我会在周末多睡会儿，用 9～10 个小时的睡眠来弥补一下，使得自己感觉不那么累。由于各种原因长期睡得太晚，很可能导致睡眠不足。

许多人都认为，在生活方式相关的因素中，睡眠应该是最容易做到的，但是，实际上睡眠障碍是最困难的挑战，因为影响睡眠的外界因素往往很难处理。此外，睡眠障碍可能会随着年龄的增长而加重。有人说，当人年老后，需要的睡眠时间更少，但这并不靠谱。老年人夜间醒来更为常见，这会扰乱睡眠，再入睡也会变得更加困难。有很多事情可以影响睡眠，改变睡眠的习惯永远不会太迟，睡个好觉的益处是巨大的。

什么是睡眠？

实际上，没有明确的定义说明睡眠是什么。睡眠可以被描述为人类意识活动水平下降，是大脑暂时与周围环境之间中断互动的一种意识状态。所谓意识状态是指人对周围环境和自身状态的认知和察觉能力，是大脑高级神经中枢功能活动的综合表现。有趣的是，动物都具有某种独特的睡姿，其作用是保持身体平衡于骨架上，放松身体的同时还可以时刻监视周围环境，防备敌人的袭击。有的动物睡眠行为比较奇特，如海洋中的哺乳动物，每次只有半个大脑处于睡眠状态，以免被海水淹死。马既可以躺着也可以站着睡觉。所有这些动物的睡眠方式是它们为了能快速逃离危险，在长期进化过程中形成的天性。

生物钟是生物体内一种无形的"时钟"，实际上是生物体生命活动内在节律性的体现。具体来说，生物钟就是体内固有的昼夜节律。这种昼夜节律的调控，实际上受身体内激素的控制。大脑中的松果体能够分泌褪黑素，褪黑素就是促进"睡眠的激素"，通过眼睛光敏细胞感知光的变化而发挥作用。夜幕降临，眼球中的光敏细胞受光的刺激由强变弱，导致大脑松果体分泌的褪黑激素逐渐增加，机体开始为睡眠做准备。通常情况下，从 21 点开始，褪黑素水平开始上升，到凌晨 2 点左右褪黑素分泌水平达到峰值。在白天，褪黑素水平非常低，甚至无法检测到。随着年龄的增长，松果体产生的褪黑素会越来越少，由于老年人夜间褪黑素的水平比较低，故容易导致睡眠质量下降，有时还伴随噩梦的出现。日出而作，我们人类随着自然节律活动，白天在户外活动，让自然光线刺激眼球，有助于保持机体昼夜节律处于正常状态。研究表明，早上外出对生物昼夜节律的影响尤其重要。同时，日落而息，如果我们人类在夜晚减少在光（包括人造光）下活动，褪黑素的产生随之增加，机体会自然而然地感到疲劳，可以睡得更香。因此，只有我们保持生物钟的节律性，保持规律的生活，身体才能健康长寿。

📖 大脑的睡眠信号

人在清醒时，细胞会工作并产生能量，从而增加血液中腺苷的水平。高浓度的腺苷会向大脑发出信号,表明我们已经醒了很长时间,是时候睡觉了——我们累了。这是因为大脑和身体需要休息和恢复。这种物质可以在血液中进行检测,检测的水平可以用于衡量睡眠需求。通常情况下,我们每天可以清醒 16 个小时,当然存在个体差异,成年人通常每晚睡眠时间为 6～9 个小时。

睡眠呼吸暂停

睡眠呼吸暂停是指睡眠中呼吸气流短暂、反复的停顿。这是因为睡眠时,舌头因重力向后坠入喉咙,导致气流堵塞,造成睡眠过程中出现打鼾或呼吸暂停的表现。它的危害是扰乱人体正常的睡眠,使您白天经常感到疲劳和困倦,精力不足。人们往往注意不到自己存在呼吸暂停或打鼾的情况,通常是由睡在身边的人发现。值得重视的是,睡眠呼吸暂停是高血压和脑卒中的危险因素之一。对于驾驶人员而言,打鼾导致的疲劳感会大大增加交通事故的发生风险。如果您早上醒来后反而感觉到特别累,喉咙有哽咽感,容易早醒,夜尿频,伴随尿不尽感,应该高度怀疑自己患有睡眠呼吸暂停,并尽快联系相关的医生，请医生帮助您决定是否进行进一步检查。改善睡眠呼吸暂停最有效的治疗方法是使用 CPAP 设备，在睡眠过程中佩戴它，它的面罩可将微弱的气流吹入喉咙，保持气道畅通，使大脑得到充分的供氧。

（资料来源：1177 瑞典医疗保健咨询网站）

睡眠周期

当处于睡眠状态时，人体各项体征都会发生变化，比如体温、心率、呼吸频率、血压和肌肉紧张度，一切都会放缓，唯一例外的是睡眠周期中经常出现的快速眼动的一个阶段，即快速眼动睡眠（Rapid Eye Movement，REM）。人的睡眠分为两期，即非快速眼动睡眠期和快速眼动睡眠期。在快速眼动睡眠期间，大脑和身体基本上都是清醒的，但是，身体与外界并没有互动，脑电图反应和眼动仅是身体内部的反应而已。在睡眠中，生长激素分泌增加，有助于保持血糖稳定，也就是说，血糖不会太低，这对于维持大脑的工作很重要。

睡眠非快速眼动期包括 4 个阶段，大约 90 分钟。

（1）第一阶段是潜伏期。这个时期，睡眠启动，身体即将进入真正的睡眠状态，但睡得很浅，很容易被吵醒。

（2）第二阶段是浅睡眠期。在第一阶段的几分钟后，我们进入第二阶段，即基本睡眠，现在睡眠已经建立。这个阶段持续 10～20 分钟。

（3）第三和第四阶段是深睡眠期，人的大脑或者全身得到充分休息，这阶段的睡眠对人的体力、精力恢复是至关重要的。深睡眠期一般为 50～60 分钟。

在深睡眠期间，男性体内的生长激素和睾酮的分泌会增加，这两种激素对身体的恢复都很重要。在这个阶段，我们最难醒来。但是，随着时间的推移，年龄的增加，我们的深度睡眠时间会减少，因此，老年人更容易被唤醒。

经过大约 1 个小时的深度睡眠后，我们开始转向梦境睡眠，即所谓的快速眼动睡眠。这个时候，呼吸和心率加快，血压升高。一般认为快速眼动睡眠的功能是增强记忆力和学习能力，也有提高代谢和调节情绪的作用。睡眠从非快速眼动期进入快速眼动期，再由快速眼动期进入非快速眼动期，通常一个晚上有五六次循环。

📖 为什么睡眠如此重要

那么，为什么睡眠是一个对身体健康如此重要的因素呢？良好的睡眠对身体和大脑的恢复至关重要。睡眠对大脑发育、学习能力和记忆力很重要，同时对心脏功能、血糖控制和保持健康也很重要。例如，在睡眠时，我们的饥饿激素会受到抑制。睡眠对我们的心理健康和免疫系统的调节也很重要。在睡眠中，包括皮质醇在内的应激激素会减少。如今，我们知道，睡眠不足和睡眠质量差会加速生活方式疾病的进展，如心血管疾病、2型糖尿病、疲劳综合征，还会导致疾病易感性增强，增加病毒感染和罹患肺炎的风险。当人体进入睡眠时，免疫系统会继续识别我们接触过的病毒和细菌，这样就可以防止被它们感染。此外，在睡眠期间，生长激素和泌乳素水平会升高，这两种激素对我们的免疫系统都很重要。

现在普遍认为睡眠不足是身体懒动的危险因素之一。我睡眠不足时总是会感到全身不舒服，有时还会感到喉咙疼痛，比如在新冠肺炎感染期间，我晚上睡不到6个小时。这是因为炎症标志物的水平增加了。

暂时性的睡眠困难是很常见的，一般而言，没什么好担心的，偶尔睡个懒觉也没有什么问题。您早上醒来时感到很累，并不一定意味着您的睡眠很差。如果您感觉难以醒来，可能是因为您是从深度睡眠中醒来的。大多数的时候，暂时性睡眠不足带来的困扰不值一提。但是，如果您经常睡得太少,在日常生活中深感疲惫,那么您需要思考如何才能睡得更好以及是否需要帮助。

午睡

　　白天小睡一会儿好吗?是的,如果您睡不到 30 分钟,并且不影响您的夜间睡眠,这肯定是好的。实际上,我们可以将睡眠的总时间划分为几个较短的睡眠时间。小睡可以定义为睡眠时间最长不到 3.5 小时,最短为 20 分钟的睡眠,因为这样醒来时不会感觉特别不舒服。短时间睡眠并没有进入深度睡眠,但也有助于精力恢复。避免进入深度睡眠的一个技巧是睡觉时手里拿上一些东西,比如一堆钥匙。如果您进入深度睡眠,等您醒来时就会发现您手里的东西掉下来了。

梦的征兆

　　正如我前面所说,每个人对保持良好的睡眠和休息的需求是不同的。但是,您怎么知道自己是否拥有足够的睡眠?

除了疲劳（不是每个人都能感觉到）之外，睡眠不足的征兆还有：

（1）不自主地在被动情况下（在电视机前或会议座位上）入睡。

（2）很容易生气和悲伤。

（3）记忆力减退。

（4）难以集中注意力。

（5）更容易感染。

（6）情绪低落。

（7）难以应付日常生活。

（8）更容易发胖。

📖 睡眠问题

如果您感觉到自己的睡眠有问题，那么请开始思考睡眠问题背后的原因是什么，以及您自己能做些什么，这显然是很重要的。导致睡眠问题最常见的因素是压力，而压力可能来自对自我的高要求、繁重的事务，以及对亲友评价的担忧等。周围环境中的嘈杂声会影响夜间睡眠，伴侣的打鼾也会影响您的睡眠。大多数人都知道咖啡（咖啡因）会对睡眠产生负面影响，我想说酒精也有负面作用，晚

上喝 3 杯或 3 杯以上的葡萄酒也会严重影响睡眠。我在
这本书中经常提到的几种疾病都会对睡眠产生负面影响。
即使是普通感冒也会对睡眠产生影响,比如导致夜间排尿
次数增加。

安眠药

根据您睡眠困难的类型、您的年龄、所患疾病,以及
正在服用的其他药物,医生可能会开出不同类型的助眠
药物。但是,安眠药只能在其他方法没有用的情况下才
能使用,而且,只能在比较短的时间内使用,使用的剂量
应尽可能低一些。有些安眠药会上瘾,有些会让您第二
天感到昏昏欲睡。尽管大多数人在安眠药的帮助下更容
易入睡,睡的时间更长,但睡眠质量往往会恶化。医生可
能会开的药物之一——褪黑素,是一种替代方案,但它不
会上瘾。褪黑素是一种让您昏昏欲睡的物质。缺乏褪黑
素会导致失眠。

近几年来,我由于右肩疼痛,无法连续睡两三个小
时。经过治疗,尽管右肩疼痛消失了,但同样的睡眠模式
持续了很长一段时间。后来,我开始采用自己的办法改

> 变睡眠，现在我的睡眠已经恢复到和以前一样好了。随着年龄的增长，睡眠可能会恶化，您可能因此会感到睡眠少了。不要担心，只要您没有睡眠不足的症状，这并不危险。

📖 何时寻求帮助？

如果您有长期的睡眠问题，并且无法自己改变或解决睡眠问题，您可以向健康中心寻求帮助。1177 瑞典医疗保健咨询网站将长期睡眠障碍定义为"持续四周以上，至少每隔一晚出现一次的睡眠问题"。

1177 瑞典医疗保健咨询网站对下列睡眠问题有详细描述，您可能有一个或多个问题：

➢ 难以入睡，也就是说，入睡需要超过 45 分钟的时间。

➢ 晚上醒来一次或多次，醒来后很难再入睡。

➢ 早上醒来太早，没有排便，无法再入睡。

📖 如何才能睡个好觉？

事实上，我认为我们都可以考虑一下提前养成良好的睡眠和就寝的习惯,即使我们现在没有任何睡眠问题。如果您能尽早养成良好的习惯,即使将来感到焦虑、压力很大或罹患疾病,您也更有可能睡个好觉。

以下是一些根据造成睡眠问题的原因,为您提供的解决睡眠问题的技巧。

固定时间

每天晚上都在固定的时间上床睡觉。当然,在实践中,这不可能百分之百地做到,但要尽可能做到睡觉有规律。如果您某一天晚上参加派对,睡得很晚,那您一定要在第二天固定的时间起床,这样第二天晚上到了固定睡觉的时间,您就会觉得累,并且可以很轻易地睡着。

运动会导致疲劳

您若遵从我在运动章节中的建议,就可以为良好的睡眠创造条件。如果您经常锻炼,晚上自然会感到疲劳。如果您有机会在早上锻炼,或者在白天锻炼,那就更好了,因为光对生物钟和睡眠非常重要,而且放松一下有助于睡眠。理想的情况是,在一天中早点锻炼,或者晚饭后安静

地散步。四处走走也是缓解抑郁、压力和焦虑的有效方
法，从而有助于我们的睡眠。

📖 放松

　　压力是造成睡眠困难最常见的一个原因。您能在至
少睡前 1 小时做些什么来放松自己吗？比如看看书、洗个
热水澡、冥想、听轻音乐和静坐一会儿。当然，如果您觉得
压力来源于外部因素，特别难以控制，例如，您白天有很多
工作要做，那晚上就要好好放松。睡前不要阅读电子邮件
或信息。20 年前，没有邮件或短信交流的机会，人与人之
间不是时时都可以联系到的，而这真是太好了。一切都很
顺理成章，因为家就是您的休息之地，供您娱乐和恢复的
地方。从长远来看，睡眠不足会导致更大的压力，甚至可
能让您做出更糟糕的决定，很快就会陷入恶性循环。这就
是为什么不要把手机或工作电脑带进卧室，比如在床上看
电子邮件，这一点非常重要。您不应该把电脑、平板电脑
或手机放在床边还有另一个原因是，研究表明，这些屏幕
发出的蓝光会向大脑发出信号，提示身体保持清醒，从而
减少睡眠激素褪黑素的产生。电视和灯具发出的人造光
也会产生同样的效果。

黑暗、凉爽和安静的环境

卧室的环境是影响睡眠质量的另一个重要方面。卧室最好是独立的一间，而不是用来工作的场所。确保卧室足够的黑暗，如用窗帘遮光。天气冷的时候，要注意室温，不要冻着，通常把室温调控在 15℃～19℃是比较合适的，我会睡得很好。您可以根据自己的情况，找到最适合您的室温。要尽可能避免和消除环境中令人不安的噪音。此外，床足够舒适和宽敞也是很重要的，这样您可以在床上翻身。

吃喝玩乐适可而止并不迟

遵循生物钟的节律才能有良好的睡眠，这也适用于我们的饮食习惯，而饮食习惯的好坏也会影响我们的睡眠。就像我前面所说的，日常生活中的各个因素是密切联系、相辅相成的。因此，晚上不要吃得太晚或太饱，这是非常重要的。吃得太晚或太饱会影响睡眠，同样，酒精也会对睡眠产生负面影响。喝 3 杯葡萄酒就可能会扰乱深度睡眠。咖啡和其他饮料中含有咖啡因，会对许多人的睡眠产生不利影响。咖啡因在血液中的半衰期为 6 个小时，因此，需要 6 个小时才能使咖啡因的作用消失一半，剩下的一半咖啡因需要更长的时间才能分解。但是，有些人根本不受咖啡的影响，我自己也属于这个群体。此外，晚上不要喝太多的液体，以免您不得不在夜晚频繁起夜，这可能会干扰睡眠。

应对焦虑

读过关于蓝色地带的章节，您就会知道蓝色地带的人们长寿的原因之一是有积极乐观的生活态度，而不是焦虑。如果您想要睡个好觉，到了晚上要尽量把所有的烦恼都放下，这是可以接受并通过训练能够做到的。有时，您可以写下正在思考的事情，这有助于让您在晚上睡觉的时候不再去想这件事。如果能够从一天的琐事中看到积极的方面，并充满感激之情，那对于您的睡眠来说，将是一份很棒的礼物。如果您发现自己很难控制自己的思绪，那么可以参考一些有趣的方法，或者阅读关于如何控制思绪的文章。如果您正处于一个非常困难的境地，强烈的焦虑、困惑和抑郁的情绪导致您失眠，我在这里只能建议您淡化处理。事实上，这并非易事。作为一名医生，我遇到过很多病人，知道有时独自解决焦虑是多么困难。在这种情况下，您应当毫不犹豫地向卫生保健部门寻求帮助。

我对改善睡眠的建议

环境

- 凉爽黑暗的卧室。
- 一张舒适的床。
- 没有电视、电脑、平板电脑和手机的打扰。

时间

- 每天晚上固定时间睡下，早上固定时间起床，并有时间享用美味的早餐。

运动

- 定期锻炼身体。可以散步，尤其是在早上，迎着晨曦散步。

饮食

- 晚餐不要吃得太多或太晚，但也要避免饿着肚子上床睡觉。
- 限制饮酒，因为 3 杯酒就可能会影响机体的深度睡眠。
- 晚上不要喝咖啡或其他含有咖啡因的饮料。

入睡

- 睡前保持安静。

- 不要在卧室里工作。

- 想办法放下烦心事，如冥想。

- 在入睡之前，想一些值得感激的事情。

从长远来看　慢节奏生活好

在蓝色地带,人们不会退休或停止工作,但会抽出时间进行精力恢复和社区活动。互相帮助很重要。

您有时会感到压力吗?您不把事情做好会感到焦虑吗?有很多人处于这种情况下,您并不是唯一有这种感觉的人。

当我的病人来找我的时候,他们几乎都有身体疾病的临床症状。但是,根据他们的主诉,我知道可能有几个潜在因素导致他们生病。他们中许多人内心有压力,这些压力有的来源于时间,也有的来源于对生活要求过高。压力是导致几种公共卫生疾病产生的主要原因之一,所以我觉得有必要了解他们的整体生活情况,这样我的治疗方案才能更有效。我所说的治疗方案不仅包括饮食、锻炼和药物方面,还包括康复。康复不仅针对疾病,而且着眼于整个人,从生理上、心理上、社会上及经济能力上进行全面康复。对许多人来说,我建议的这种康复可能是他们闻所未闻的。

📖 压力性激素—皮质醇

如果您以病人的身份来找我看病，我会抽出时间来仔细听您叙述病情。在确定您身体的临床症状可能与压力有关之后，我会进一步做下列检查，包括测量血压和心率，化验血糖和甘油三酯水平，还有 C - 反应蛋白［备注：CRP（C-Reactive Protein），在血浆中可以被检测到，是在机体受到感染或组织损伤时血浆中一些急剧上升的蛋白质（急性蛋白），可激活补体和加强吞噬细胞的吞噬，清除入侵机体的病原微生物和损伤、坏死、凋亡的组织或细胞］。

此外，我会在午餐前或当天晚些时候，采集血液样本去检测皮质醇水平。皮质醇是一种调节血压、血糖和免疫功能的激素。健康人群血液中的皮质醇浓度有昼夜节律性变化，早晨最高，夜里 0～2 点之间最低。在长期承受压力的情况下，血液中皮质醇水平会增加，但波动会减少。皮质醇的增加会引起血压、血糖升高，体重增加，免疫系统恶化，记忆力也会受到负面的影响。如果您的压力很大，我将与您讨论导致压力的各种因素，以及您是否可以改变您的生活习惯。在有关疾病和健康监测的章节中，您可以了解到甘油三酯水平和血糖是如何影响健康的。

皮质醇分泌是身体应对急性压力的几种反应之一。

如果压力是短暂的，那么这种反应将有助于我们调节身体的功能。皮质醇分泌有助于机体将更多的能量和氧气输送到大脑，使我们更加专注和警觉。但是，如果压力持续几个星期甚至几个月，我们的身体就会出现问题甚至生病。

众所周知，我们人类的压力反应是基于大草原上的生活进化而来的。当野生动物等危险来临时，我们需要提高警惕。当危险结束后，身体可以恢复正常。但是，有一个很大的问题，就是在早期进化过程中，我们的大脑无法区分哪些是真正的威胁，哪些是我们能察觉到的威胁，也无法区分真正存在的危险和想象出来的危险。

然而，压力导致的长时间的应激反应，为什么会对人体有害呢？英国医生兰根·查特吉（Rangan Chatterjee）在他的《压力平衡》一书中很好地解释了这些反应的机理。因此，若想深入了解管理压力的方法，我推荐您读这本书。

📖 从长远来看　快节奏生活有害

为了使大脑在压力下更好地工作，心脏会向其输送更多的血液。这种情况在短时间内问题不大，但是如果持续下去，就会导致血压升高，增加患心血管疾病和脑卒中的风险。如果压力是由外伤引起的，凝血功能增强固然不是坏事，但是，如果这种情况持续很长时间，就会增加血栓形成的风险，从而增加心血管疾病和脑卒中的风险。当出现急性（压力）危险的时候，大脑需要获得更多的糖，机体会出现胰岛素抵抗，血液中血糖水平也会升高，长此以往，胰岛素抵抗和高血糖会导致患上心血管疾病和 2 型糖尿病。皮质醇水平的升高也会增加脂肪细胞中的脂肪储存量。脂肪本来是很好的热量储备形式，因为脂肪可以迅速转化为肌肉工作所需要的热量。但是，从长远来看，脂肪积累会导致体重增加，尤其是腹部和腰部周围的脂肪量增加，形成腹型肥胖。压力会影响消化功能，因此，在压力大的情况下，身体消化能力下降，不能获得足够的热能量，长期这样下去，会导致各种疾病，如胃痛和便秘等。身体处于压力下会引发短期的炎症，从进化的观点来看，短期炎症可以动员身体做好处理潜在伤口感染的准备。但是，长期压力引发的慢性炎症会增加患 2 型糖尿病、心血管疾病、肥胖甚至抑郁症的风险。机体处于压力下，几乎所有的感官都会受到影响，如果这种状态持续下去，可能会导致焦虑症，患者会以为到处都是危险。

此外，长期的压力会导致荷尔蒙失衡，性欲下降，甚至使更年期提前出现。皮质醇长期升高会导致大脑记忆中心（海马体）神经细胞的死亡，从而增加患痴呆的风险。幸运的是，如果压力下降或消失，皮质醇的分泌及其昼夜节律的异常可以逐渐恢复至正常水平。

康复降低患病风险

诚然，关于机体应对压力的机制可能比上面的叙述更加复杂，但是，我希望能让您了解到长期压力意味着什么。短期压力并不危险，没有挑战和问题的生活既不现实也不可取，对吧？我们需要适当的压力使得我们的身体做出反应，让大脑变得更敏锐。

长期的慢性压力是西方发达国家的一个主要社会问题。压力如此之大，以至于许多人患上了疲劳综合征，而且通常需要很长时间才能克服。因此，如果您想要健康长寿，要试着缓解压力。康复不仅可以预防疲劳综合征，还可以降低患本书中提到的几种生活方式疾病的风险。

我们对压力的敏感度各不相同，对压力的感受是因人而异的。压力的产生可能是由于工作和家庭中的高要求和快节奏，也可能是由于顾及对家人或者亲属等的私人承诺，或是担心自己不够好而缺乏自信。

玛丽安娜·弗兰克豪泽（Marianne Frankenhauser）(1925—2005)曾经是瑞典卡罗林斯卡医学院心理学教授，在 20 世纪 60 年代，她致力于研究什么因素可以引发男性和女性的压力反应。受试者在工作中承受了很多的压力，在家人的照料下得以康复。而女性在家中照顾孩子、做家务时，她们的压力水平显著上升。女性既要工作又要照顾家庭，而男性基本上只需要工作。60 年后的今天，男性和女性任务的分配可能好很多。如今，男性和女性都会在工作之余照顾家庭，都会在生活中遇到很多压力。无论是在工作中，还是在家中，都要有合理的休息时间来恢复，这一点尤为重要。如今，在工作环境中压力过大被认为是疲劳综合症最常见的诱因。

长期受压力影响的人需要专业人员的帮助，但在此之前，您可以自己做很多事情来减轻大脑的压力。

应激激素与神经系统

当我们受到压力时，应激激素皮质醇、肾上腺素和去甲肾上腺素的分泌会增多，交感神经系统会被激活。这些都有助于机体应对压力，但交感神经持续兴奋会导致身体不适,甚至引起疾病。交感神经系统与副交感神经系统相互拮抗,当副交感神经系统被激活时,心率会减缓、血压和血糖会降低,起到镇静作用。

应激激素肾上腺素和去甲肾上腺素在肾上腺中形成,并分泌到血液中。当交感神经系统被激活时,这些激素也会被释放出来,并向各个器官发送以下几种信号:

- 集中注意力。
- 肝脏糖异生作用增强。
- 加快脂肪代谢。
- 加快心率。
- 血管收缩以增加血压,并迅速将血液输送到大脑和肌肉。
- 汗腺分泌汗液,为身体降温。

就像皮质醇一样,以上几种激素增强了我们应对急性压力的能力,但对身体是有害的,因为机体会出现为心率高、血压高和出冷汗等现象。

您自己能做些什么来康复

在关于运动的章节中,我强调了如果您是久坐的上班族,定时起身和活动一下是非常重要的。这不仅对保持身体健康很重要，对您的病后康复也很重要。休息时，您需要放下手上的工作，让大脑休息一段时间，把休息看成是与吃饭和开会一样重要的事情。也许您可以像登山那样：走 50 分钟，休息 10 分钟。如果您从事一项久坐不动的工作，我建议您每半个小时站起来做几分钟的活动，比如您可以站起来，伸伸腿弯弯腰。

我的建议当然取决于您的工作类型。对很多人来说，上班时每 1 小时就把眼睛从电脑上移开，往远处看 5 分钟，肯定是有效的。但是，如果您像我这样在医疗部门工作，远离病人是不可能的。工作类型千差万别，活动方式也各不相同。我在这里所提出的建议不一定适合每个人。每个人都有不同的工作条件，您可以在领导和同事的帮助下做些改变。

无论您做什么工作，午休时间都是很重要的。安静地吃午餐，最好在饭后和其他人一起散散步。上午和下午的短暂休息也很重要，（在瑞典）没有人能通过放弃休息时间来提高效率并取得更好的成就。

📖 冥想

让我们来一起挑战一件事！那就是给自己一个有规

律的放松时间,学会冥想 15～20 分钟,在这段时间什么都不做,眼睛也不要看手机。大脑得到真正的休息,不受任何外界刺激。冥想对血压和心理健康都有好处。冥想做起来并不像听起来那么复杂和困难。您可以坐在一个令人放松的地方,集中注意力,用 5 分钟的时间思考一个对您来说毫无意义的单词或字母组合,一旦您的思绪分散,要试着收回来。我和我的几个朋友都经常这样做。冥想可以降低高血压患者的血压水平。您也可以把冥想和呼吸结合起来,如吸气(深呼吸,慢慢让肺部充满空气)4 秒钟,然后屏住呼吸 4 秒钟,再呼气 4 秒钟,重复 4 次,这叫做医学瑜伽。有各种各样的应用程序可以帮助您在家进行冥想,而集体进行瑜伽练习也会让您感觉很放松。

📖 暂停

抽出时间,定期从工作和职务中抽离出来。如果您在家里工作,真正获得放松的难度可能更大。也许您对自己或多或少有着一些明确的要求,但在办公时间之外和假期时间里应该学会放松一下。您是您自己生活的主导,除了您自己之外,还有谁有权利说请暂停一下呢?您觉得必须利用休息时间阅读电子邮件或者联系领导和同事吗?

　　当然，让您改变习惯并不容易，需循序渐进地开始，如果不能在休息时间完全停止阅读电子邮件，可以将其限制在特定的时间内，比如休假期间每天利用半小时时间（或者更确切地说，每周一到两次）阅读电子邮件，并坚持您的这个计划和安排。请让您的领导或同事知道什么时间联系您最合适，因为只有在那时才能联系到您。

　　与其他雄心勃勃的人一样，我参与了越来越多的工作，这些工作最后使我变得不堪重负，并导致我的身体出现了过度疲劳的早期信号。例如，我的情绪和记忆力受到了影响。我记不住代码，记不住长长的数字，我甚至忘记了一些人的名字和常用词。出现此类情况时，我们需要采取的最主要的行动是尽可能避开一些无关紧要的工作。就我而言，我删除了手机上的电子邮件。我不接听电话，直到我觉得可以把问题集中起来通过回电话处理，这样通常只需要一到几个小时，有时候，时间会比较长。此外，我不把工作带回家，而是尽量呆在办公室里完成工作，让家成为一个自由区，一个放松的地方，我可以在家里放松、思考其他的事情。这些方法帮助我很快地恢复了记忆力和精力。

控制和计划

　　要尽量规划自己的生活和工作，只做最重要的事。您想规划您的生活吗？您可以不去做那些不重要的事吗？您需要参加所有邀请您参加的会议吗？您是否习惯出席不必要的会议？当然，创建合理的计划和不去做不重要的事情是需要付出很多努力和思考的，但是，如果您经常这样做，好处是巨大的。

　　您可以与您的领导讨论这个问题，并寻求其他同事的帮助。写下您认为在接下来的一周和一个月里需要做的一切工作（包括会议），并计划好时间。在您计算了每项任务所需的时间后，您可能发现您安排了太多的任务，对此，我不会感到惊讶。您还有时间做别的事情吗？我在"压力山大"的时期，每天最多写下 3 项任务，当我完成了每项任务后，我对自己感到满意。我通常建议我的病人每天只做 1～3 项任务，具体取决于他们的实际情况和感受。

玩得高兴

　　现在谈谈工作之余应该干什么。您是用自我要求的责任感还是用让自己感受到快乐的程度来安排空闲时间？我们在生活中，对亲人、孩子或伴侣负有重大责任，完全有权利为自己创造感觉良好的生活空间。兰根·查特吉在《压力平衡》一书中说得很好，他认为计划很重要，不仅在职业生活中，在休闲生活中也是如此。他建议您问自己 3 个问题：（1）如果您觉得今天时间比较紧张，您想把时间花在什么上面？（2）在平常一天里，您做的哪 3 件事会让您觉得自己度过了成功的一天？（3）您想和哪个人花更多的时间待在一起？

　　您可以开始思考这些问题，并计划一下想做的事情，生活会因此而变得不同。美好而快乐的活动，哪怕是微小的，对您的健康也是有益的。就我个人而言，我更喜欢看一场电影和干一些让我开怀大笑的事情来放松自己，补充能量。读一本好书或一篇有趣的文章也会使我心情愉快。我喜欢跳舞，喜欢和丈夫一起在美丽的绿色森林公园里散步。我还建议我的病人培养一种爱好，比如园艺、在唱诗班唱歌或跳舞，实际上您能做的事情有很多很多。

通过锻炼抗压

　　体育活动不仅能锻炼身体的不同部位，还能降低患病的风险。体育活动可以使身体放松下来。在艰苦工作一天后，以适当的强度锻炼可以让我们的身体感到放松。正如我在关于运动的章节中所写的那样，锻炼可以对抗抑郁。是的，锻炼身体实际上可以让我们更好地缓解日常生活中面对的压力。在运动的时候,应激激素皮质醇会急剧升高,就像在压力状态下一样。训练后,皮质醇等激素会降到正常的水平。定期锻炼可以使我们的身体在受到压力打击后恢复得更快。您可以从自己感觉舒适的健身活动量开始,比如走路就是一项很好的锻炼项目。重要的是每天都要坚持以某种形式进行体育锻炼,并持之以恒。

大自然赋予的和平与宁静

尽可能多到外面走走是有益于身体健康的,可以刺激机体的部分神经系统,如副交感神经。我们是大自然的一部分,置身于大自然中能获得内心的平静。许多人发现户外锻炼更容易坚持、更有趣。在森林的小径上慢跑几公里,感觉比在跑步机上慢跑的距离要短,而且完全可以在户外进行肌肉力量训练。置身于大自然中,我们可以坐在石头上,观察四周的景色,听鸟鸣或海浪的声音,闻松树的味道,看草地的绿色。如果您住在城市里,公园可以是替代野生自然环境的选择。英国有一项研究表明,在海德公园[备注:海德公园(Hyde Park)是英国最大的皇家公园,位于伦敦市中心]步行半小时,与在伦敦宽阔的大街上步行 30 分钟相比,应激激素的分泌会降低,血压会下降。日本有一项对森林漫步的研究也报道过同样的结果。

森林的疗愈力量

众所周知，在大自然中生活有利于我们的健康。瑞典农业科学大学和于默奥大学（Umeå University）联合做了一份在森林里生活是否有益于健康的调查，志愿者是被诊断为疲劳综合征的妇女。她们被分为两组：一组在森林地区生活 3 个月，期间可以自由地欣赏森林；另外一组在城市环境中生活。研究结果表明，在森林中生活了 3 个月的那一组妇女，情绪、恢复感、心率以及血压的测试结果在一定程度上都比在城市环境中的那一组要好。

📖 少看手机

在关于睡眠的章节中，我谈到了手机和平板电脑的问题。电子产品的普及使我们日夜忙碌，通宵达旦，造成了睡眠周期的紊乱和睡眠质量的恶化。现在越来越多的人意识到，手机和平板电脑这些电子产品已经成为我们的压力源，我们的生活已经与这些电子产品紧密地联系在一起。如今,几乎人手一部手机。在公共汽车或列车车厢里,几乎每个人都在低头看手机。即使是在餐桌上,看手机也已经成为家常便饭。

如今有很多关于这方面的文章,我们从移动通讯和社交媒体上都看到了许多关于如何将手机"排毒(detoxa)"(备注:表示戒掉手机瘾的意思)的建议。为什么戒掉手机瘾如此重要? 因为我们不应该通过手机不断地被外界控制,大脑需要从外部压力中释放,从而得到一些休息。

如果您感觉到手机带来了压力,就需要采取一些措施来降低手机在生活中的存在感。经常性地把您的手机开启到飞行模式,或者有时干脆把手机放下,尤其在社交场合,这样您就可以专注于您眼前的人。如果您对手机过于依赖,以至于无法放下手机,您可以通过某些应用程序显示您的屏幕时间,提醒您放下手机。通过这些小程序,您还可以看到您花在手机上的时间,这可以给您一个警醒,有助于减少不必要使用手机的时间。很久以前,我想戒烟,但很困难,因为我吸烟上瘾了。我做了类似的事情:我把一天的时间按两个小时一段切分,再安排好吸烟的时间,控制吸烟的次数,并逐步减少,最终完全戒掉了吸烟。

我并不怀疑电子产品带来的积极作用,但当我发现手机等电子产品对我们的心理健康产生了负面影响时,我会努力帮助我的患者减少对它们的依赖，让他们更容易获得真正的放松。

压力引发的反应

人类对外部压力的敏感性可能存在遗传差异。研究发现，除了长期的负面压力外，感染，如病毒感染，也可能引发疲劳综合征。症状会同时表现在生理和心理两个方面。大多数情况下，在您生病之前，您的身体会出现一个或多个与压力相关的症状，而且压力持续了很长一段时间，如 6 个月或更长。

最明显的症状因人而异。以下表现和症状是一些警示信号，提示您有患上疲劳综合征的可能。

- 持续性地感到疲劳，有一种从未休息过的感觉。
- 入睡困难、睡眠障碍。
- 身体发沉，感觉无力。
- 易怒、好斗、脾气暴躁、爱发牢骚、没有耐心。
- 注意力不集中、记忆力减退、目眩。
- 对声音敏感。
- 身体、肌肉、关节、头部疼痛。

● 免疫系统受损,容易感染。

● 心悸、头晕。

● 不同类型的胃肠不适。

　　在长期的压力下,机体内最常见的是激素水平的变化,如甲状腺激素和性激素水平下降,皮质醇水平可能升高,也可能处于正常。如果您患有糖尿病,在这种情况下,血糖波动也并不罕见。

　　患有疲劳综合征的人可能有抑郁症,但并不是每个患有疲劳综合征的人都会抑郁。如果您认为自己可能患有疲劳综合征,那么寻求医生的帮助是很重要的。

疲劳综合征的治疗和康复通常包括以下几个要素:

● 认识和理解压力是如何影响身体的。

● 提供生活方式改变的建议和减轻日常压力的方法,并提供培训,个人或是集体形式均可。

● 药物治疗,例如治疗失眠或抑郁症。

● 短期或长期的心理治疗。

● 与咨询师或职业治疗师交谈。

● 以不同的方式对身体进行物理治疗。

　　　　（资料来源：1177 瑞典医疗保健咨询网站）

📖 社交和接触

一方面，社交媒体让我们感到压力，另一方面，社交媒体促进了人与人之间的接触，换个思路，可能会产生截然相反的效果，即让我们放松并有助于恢复健康。这听起来可能有点奇怪，当人与人互相触摸时，一种名为催产素的物质就会释放出来，这是一种使我们感到幸福、平静和对抗压力的激素。通过轻柔按摩刺激副交感神经，也可以让您感到放松。如果您需要放松，我的建议是优先考虑按摩。有些人认为，与伴侣一起安排时间放松一下听起来有点无聊，但这确实是增进您与伴侣关系很重要的方式之一。当然，朋友之间的接触也有积极的影响。正如我早些时候告诉您的那样，生活在蓝色地带的人们相互帮助，友谊对我们来说是很重要的。大量研究表明，建立与他人的亲密关系对健康和幸福很重要。这并不奇怪，因为人类最初依赖于群体生活。

如果我们不能得到身体上的接触，我们可以用善意的、肯定的话语、行动和微笑，来给予和接受情感触摸。事实证明，为他人做好事可以使我们变得更加自信、自尊和自强。

您同样优秀

您是根据自己的成就,还是根据别人的看法来评价自己？缺乏自尊会产生一些消极的想法,从而造成内心的压力。值得庆幸的是,多年来,越来越多人倾向于自我评估,专注于生活中真正重要的事情,别人的想法和看法变得不那么重要了。但是,如果您觉得自己缺乏自尊,且对自己的要求很高,您需要考虑如何克服这一点。如果总是根据自己的表现来评估自己,那么您就有可能迫使自己做得越来越多,让自己觉得自己足够的优秀。扭转消极的自我评价,显然不是借助于一本关于健康书籍中的几句话就能够解决问题的,或许您需要向家人和朋友敞开心扉,谈谈这件事,也许谈话疗法可以帮助您。您也可以寻求专业人员的帮助。

睡觉可以缓解压力

最后,同样重要的是,一定要睡个好觉。睡眠是缓解压力最有效的方法之一,然而,我们经常忽视这一点。人需要睡眠使身体和大脑得到充分的休息,有效的睡眠能够使身体放松,恢复精力和体力。从长远来看,试图通过减少睡眠来获得更多的时间，其影响是负面的，这可能会影响您的效率和精力。在本书关于睡眠的章节中，您可以读到更多关于睡眠与健康相关的内容。

根据自己的实际情况，选择一个或多个适合自己的释放压力的方法。如何恢复精力，是非常个体化的问题，您不仅可以通过休息，还可以通过锻炼、社交和其他您喜欢的活动来恢复精力。您可以自己做很多事情来减少压力，通过释放压力来进一步预防出现更糟糕的状况，如疲劳综合征。有时候，您会感觉力不从心，无法自己解决问题，您应该向医生寻求帮助。有时谈话疗法可以让自己感觉更好，而在某些情况下，在采取了一些缓解压力和促进康复的措施之后，也可以适当地使用药物。

我的 13 个恢复技巧

（1）在工作中增加休息时间。

（2）给自己放松的时间。

（3）抽出时间，定期把工作放下。

（4）规划好生活和工作，只做最重要的事情。

（5）把电话放下，或者关闭电话的某些功能。

（6）玩得开心，且精力充沛地工作可增强抵御压力的能力。

（7）每天散步或以任何其他方式进行体育锻炼。

（8）在大自然中度过时光，倾听大自然的寂静和声音。

（9）冥想，学会深呼吸，练习瑜伽。

（10）与家人和朋友接触。

（11）为别人做点什么事情，哪怕是一点点。

（12）相信您是优秀的。

（13）确保您有足够的深度睡眠。

喝多少酒才合适？

生活在蓝色地带的人们非常注意饮酒（葡萄酒）适量，不仅如此，他们也只有在聚餐时，才会与朋友一起饮酒助兴。而生活在洛马林达（Loma Linda）地区的人是例外，他们滴酒不沾。值得注意的是，蓝色地带的人不抽烟。

蓝色地带的许多健康高龄的老人在吃饭的时候都会喝点葡萄酒。地中海饮食中除了含有大量橄榄油、坚果、水果和蔬菜外，还含有葡萄酒。诚然，饮酒要适度。但是，喝多少酒才合适呢？我将在本章中说明这一点。从健康角度来说，抽烟是断然不可的。

📖 饮酒有害

酒是含酒精（乙醇）的饮料。简单地说，酒精含量太高会导致中毒，如果多次酒精中毒，不仅会损害大脑，也会损害身体的其他主要器官。

一方面，过度饮酒对于身体健康是有害的，另一方面，适度饮酒确实有一些积极的影响。

酒可以分为三类：

☆ 烈性酒（酒精含量为 30％～45％）

☆ 葡萄酒（酒精含量为 11％～15％）

☆ 烈性啤酒（酒精含量为 5％～8％）

在这几类酒中，葡萄酒含有一些对健康有益的物质，如抗氧化剂（如酚类、白藜芦醇）等。然而，一项针对澳大利亚、欧洲和美国近 60 万人的大型研究表明，在 40 岁之后的几十年的时间里经常饮酒，尽管日常饮酒的量是有限度的，也会因增加严重伤害身体的风险而缩短寿命。这项研究于 2018 年发表在著名医学杂志《柳叶刀》上。

为了了解您自己的饮酒量是多少，最好先知道酒精摄入量。酒精摄入量是用所谓的"标准杯"来衡量的，一个"标准杯"含有 12 g 酒精。

按酒的类别计算，一个"标准杯"含有的酒精量为：

◇ 低度啤酒：50 毫升

◇ 烈性啤酒：33 毫升

◇ 葡萄酒：12～15 毫升

◇ 烈性酒：4 毫升

瑞典国家公共卫生管理局将饮酒量的风险极限值定义为女性每周不超过 9 个"标准杯"，男性每周不超过 14 个"标准杯"。与男性相比，女性体内的醇脱氢酶较少，酒精更难分解，因此，即使饮酒量相同，女士血液中的酒精含量也会高于男性。

📖 风险增加　寿命缩短

《柳叶刀》杂志上发表的研究表明，每周摄入超过 100 g 纯酒精（约 9 杯标准杯）会增加患高血压、脑卒中、心力衰竭、心肌损伤和心律失常的风险。但是，适度饮酒不会增加心脏病发作的风险，反而会降低该风险。这是因为在一定程度上，酒精会升高机体有益的胆固醇，即高密度脂蛋白胆固醇(High-Density Lipoprotein，HDL)的水平，这也解释了适度饮酒能降低心肌梗死发病率的原因。如果您的饮酒量超过 2 倍(18 杯标准杯)，寿命会缩短 1～2 年;如果您饮酒量为每周超过 32 个标准杯(32 杯相当于 1½ 盒葡萄酒或 2 瓶伏特加或威士忌)，寿命则会缩短 4～5 年甚至更长。寿命缩短不仅是因为心脏和血管受损，还会因为患脂肪肝、肝硬化、癌症、慢性胰腺炎和 2 型糖尿病风险增加。少量饮酒(少于 9 杯标准酒)或者经常喝点葡萄酒实际上可以略微降低患 2 型糖尿病的风险。

📖 酒精的热量

酒精从小肠吸收到血液中，在肝脏中分解，通过血液循环，酒精可以到达大脑等所有的其他器官，促进大脑释放多巴胺和内啡肽，即所谓的"感觉良好的激素"。当我们进行体力活动时，也会释放出同样的激素。我和同事们一起研究的结果表明，在饮酒的时候，体内一种激素即瘦素的分泌会降低，这可以解释为什么饮酒时食欲会增加，以及酒精如何导致体重增加，特别是腹部脂肪的增加。酒精含有大量热量，可以抑制脂肪的燃烧，从而导致体重增加，形成所谓的啤酒肚。每克脂肪可以提供的热量最多达

9千卡/克，而酒精产生的热量为7千卡/克，几乎与脂肪相同。4杯烈性啤酒产生的热量相当于10个面包的热量。10毫升的威士忌能产生266卡路里的热量。

📖 低血糖

无论是糖尿病患者还是完全健康的人，饮酒都会影响其血糖水平。如果您在一段时间内不吃东西就喝酒，可能就有血糖过低的风险。当我们不吃东西时，比如在饥饿和压力的情况下，肝脏通常会产生糖原进入血液，而酒精会减缓这一过程，所以，如果我们不吃东西就喝酒，可能会导致低血糖，而低血糖会让您感到犯困，甚至导致昏迷和抽筋。如果您在饮酒之前，进行了体育活动，或者已经长时间摄入食物过少或禁食，在这种状态下，整个肝脏已经不再进行血糖的供应，就有可能发生上述低血糖的情况。因此，我们应当在用餐时饮酒，这样我们会感觉良好。

如果您今晚喝的酒比平时多，睡前应当吃点东西，以防止夜间低血糖。因此，在大型的聚会上，可以召唤服务员上一些食物，目的有两个：第一是充饥；第二是防止睡眠后低血糖。宿醉的部分原因是低血糖。我的研究项目发现每个人受酒精的影响有所不同，这取决于我们白天喝酒的时间。在晚上，我们对酒精的耐受性会更好一些，也许是晚上我们血液中的酒精浓度会降低一点的缘故。如果您患有糖尿病，并接受胰岛素或胰岛素促泌剂的药物治疗，那么饮酒时血糖过低的风险很大。

📖 饮酒的长期影响

有 60 多种疾病可能与过度饮酒有关，除了我前面提到的那些疾病以外，还有骨质疏松症、神经损伤和癌症等。长期饮酒过量，容易导致维生素 B 缺乏和神经受损。例如，脚部可能会出现麻木、刺痛和感觉错乱。大量饮酒还会影响大脑中的神经细胞，从而导致平衡障碍和人的性格发生变化，这可能是痴呆症的一种表现。

英国的一项研究表明，与饮用啤酒和烈性酒相比，在用餐时适度饮用葡萄酒，出现严重后遗症的风险更低。如果让我给出建议，我通常会说，晚餐喝一杯标准杯的葡萄酒是可以的，只要不超过每周的最大饮酒量，即女性约为 100 克，男性约为 150 克，分别为 9 和 14 标准杯。如果在短时间内大量饮酒，例如，您在周末一次性喝掉下一周的可饮用剂量的酒，那机体受伤的风险会增加。

📖 您什么时候处于危险区？

饮酒的风险因人而异，您怎么才能知道自己酒喝多了呢？酒瘾具有遗传倾向，如果您的家庭中有人饮酒成瘾，您就应该格外小心了。如果您从小就爱喝酒，那么饮酒成瘾的风险会很大。酒瘾是指一个人的意志不足以控制酒精的摄入。酒瘾至少必须满足 3 个标准：一是您对酒精有强烈的欲望，难以控制饮酒，尽管知道饮酒有害但仍继续饮酒；二是您优先考虑饮酒而不是其他活动，由于您对酒精的耐受力增强了，所以您需要喝越来越多的酒，才能达到满意的效果；三是当您不喝酒时，身体会出现戒断反应（abstinence reaction）（备注：戒断反应是因长期使用成瘾性精神活性物质而形成依赖后，突然停止或减少其用量引起的症状群，多见于酒依赖、烟草依赖、麻醉药品或者精神药物依赖等）。

早期的 3 个饮酒成瘾迹象的出现是因为摄入了太多酒精。如果您很难控制住自己喝多少杯酒，需要通过不断增加酒精量以达到效果，那么您就有饮酒成瘾的危险了，应该减少或最好完全停止饮酒。如果您能自己做到戒酒，那就太棒了。但是，您自己戒酒或限制饮酒量可能是困难的，只有尽早寻求帮助，才会较为容易地解决问题。有时您会犹豫是否寻求帮助，因为您认为饮酒成瘾是可耻的。因此，如果我们能尽到保密义务,那对于保护戒酒者会是一件好事。

减少饮酒的好处有：

◇ 更好的睡眠(喝了酒可能会更容易入睡,但睡眠质量会恶化)。

◇ 更好的判断力和专注力。

◇ 增强记忆力。

◇ 心情变得更好。

◇ 改善人际关系。

◇ 减少因宿醉而引起的头痛和胃痛的问题。

◇ 有更多的时间进行休闲活动。

◇ 降低超重和腹部肥胖的风险。

◇ 有利于改善经济情况。

◇ 降低事故风险。

◇ 降低患高血压、肝病、脑损伤、神经损伤和癌症的风险。

（资源来源：1177 瑞典医疗保健咨询网站）

烟草对健康没有好处

众所周知,吸烟对我们的健康百害而无一利。自 20

世纪 80 年代以来，吸烟的人数有所减少。根据瑞典公共卫生署的数据，2018 年，瑞典 16～84 岁人群中有 7％的人每天吸烟，其中包括了女性和男性。根据同一权威机构的数据，2010—2012 年间，瑞典每年约有 1.2 万人死于吸烟。在同一时期，瑞典每年约有 10 万人患上了与吸烟相关的疾病。

尽管我们都知道吸烟有害，但我还是想就烟草的使用补充说明一下。烟草的烟雾中含有许多有害物质，会增加患癌症的风险，如肺癌和膀胱癌，还会增加患心血管疾病、2 型糖尿病、慢性阻塞性肺病、骨质疏松症等疾病的风险。戒烟无疑可以降低患这些疾病的风险，而且戒烟永远不会太迟。

如果您是一个吸烟者，我想告诉您，我知道戒烟有多难。如果尼古丁成瘾非常严重的话，戒烟可能需要很长时间才能成功，但要坚持！这是值得的，戒烟后，您的感觉会好很多，身体更健康、寿命更长，不会出现呼吸困难的状况，身体状况也会越来越好。我的父母因吸烟而早逝于心脏病和慢性阻塞性肺病，我有一个朋友由于吸烟而死于肺癌，所以，我近距离地感受到了吸烟的危害。

无需太久，您可能就开始感受到戒烟的积极影响：

◇ 20 分钟后,您的血压和心率已降至正常水平。

◇ 8 小时后,您血液中的一氧化碳含量下降,接近正常。

◇ 8 小时后,您感觉不那么累了。

◇ 24 小时后,心脏病发作的风险已经开始降低。

◇ 2～12 周后,您的肺功能和血液循环好多了,走路应该更轻松了。皮肤变得不那么灰了,开始恢复自然的颜色。

◇ 几周内,您可以呼吸得更轻松,但可能需要 4～6 个月才能注意到咳嗽和黏液的减少。

◇ 戒烟 1 年后,您的免疫系统有所改善。您的身体将更不容易患感冒和其他疾病。过敏和支气管炎发作的风险已经显著降低。

◇ 1 年后,心肌梗死的风险降低了。女性患心脏病的风险比男性降低得更快。如果您是女性,那么在戒烟 3～5 年后,您就与非吸烟者处于同一健康水平。

◇ 5 年后,患癌症的风险降低了一半。脑卒中或心脏病发作的风险已经降低到接近不吸烟者的水平。

（资料来源：1177 瑞典医疗保健咨询网站）

📖 唇烟有健康风险

唇烟也会带来健康风险，因为唇烟含有致癌物质，还会增加患高血压和 2 型糖尿病的风险。鼻烟在一定程度上也会增加牙齿脱落的风险［备注：唇烟（Snus）是一种瑞典口嚼烟草产品，通常由烟草、水、盐和调味剂组成］。

📖 戒烟

我知道戒烟有多难，但如果真的下定决心，您是可以做到的。对我而言，就是如此。35 年前，我不想让烟瘾来主宰我的生活，也不想让我的孩子受到我吸烟的影响。我开始戒烟，逐渐减少了每天吸烟的次数，最初，我使用尼古丁口香糖来帮助我戒烟。过了一段时间，我只抽几支烟，后来我就不再吸烟了，我在戒烟过程中没有出现体重增加的问题。戒烟 35 年后的今天，我感觉现在的身体健康比吸烟的那段时间好了很多。

📖 卡尔·简·格兰奎斯特——一个健康的"救生员"

卡尔·简·格兰奎斯特（Carl Jan Granqvist）是瑞典

最著名的美食专家之一,他起初不敢谈论自己的病情。但是,他的故事会让我们受益匪浅。

卡尔·简·格兰奎斯特现年 74 岁,他经常出现在电视或其他媒体上,因其对美食和美酒了如指掌而闻名。他的名人效应使得格里斯坦(Grythyttan)酒店声名鹊起,他在格里斯坦设立了餐厅和酒店学院,使人们对烹饪以及厨师和侍酒师的职业产生了兴趣。值得一提的是卡尔·简·格兰奎斯特造就了瑞典,让其成为了世界顶级厨师的首选之地。

我们可以把卡尔·简·格兰奎斯特描述为一个能够将我们的生活带到黄金彼岸的"救生员"。他在 50 岁时,被诊断患有 2 型糖尿病。他为之而震惊,不想告诉任何人。

"我以为糖尿病会断送我的热爱生活之路,我心灰意冷。"

他接受了糖尿病的诊断,并逐渐意识到糖尿病没有那么可怕,有些事情可以顺其自然,他很快就建立起信心,开始积极面对疾病。

通过讨论慢性病,我们可以更多地了解自己的生活状况,同时在帮助同样处境的患者时可以得到快乐。

当我问卡尔·简·格兰奎斯特如何建立信心以及面

对疾病最重要的是什么时，他回答说，除了健康饮食和锻炼之外，生活还有几个重要的组成部分，即精神和文化价值观。

"我带着孩子去教堂，在宗教信仰的冥想仪式中找到了价值。我对生活重新建立了信心，重要的是我相信自己能够战胜疾病。"

当然，对卡尔·简·格兰奎斯特来说，膳食很重要。他现在吃得很有规律，分量不大，每顿饭中有很多非根茎类蔬菜和根茎类蔬菜，通常有鱼，还有一杯葡萄酒。每天晚上睡七八个小时，有时午睡一下，这成为他规律的日常生活的一部分。

"尽管我不去健身房，但我一直在运动，我每天走10 000步，喜欢在大自然中漫步，听鸟鸣，观赏绿植和鲜花。"卡尔·简·格兰奎斯特有了新的、更健康的生活习惯的同时，他依然保持工作状态，每周工作超过40个小时，这样的生活正是他想要的。

卡尔·简·格兰奎斯特说："积极主动，循序渐进，身心皆备，抵抗疾病，这对于健康长寿很重要。"

减少感染才能健康

在蓝色地带不会发生严重的传染病，因为这些地方是孤立的地区。这有助于那里的人们养成良好的生活习惯，包括规律的饮食、体育活动和充足的睡眠。老年人通常有自己的住处，但在需要的时候，可以与亲友亲密接触，获得帮助和支持。

在瑞典，感染往往会导致人们的寿命缩短。当然，在普遍贫困的国家，仍然会有许多人死于感染。主要的原因是饮食较差，营养缺乏，人们的免疫系统功能较差。此外，这些地区还缺乏抗生素和疫苗接种。

与之相反，我们今天面临着一个"富营养化"的问题，营养过剩引发了新的慢性疾病，导致我们的寿命缩短，如糖尿病和心血管疾病。事实上，我们避免了很多无法治愈的急性感染，我们的寿命比100年前延长了很多。然而，高龄和糖尿病导致免疫系统功能低下，加剧了感染风险。此外，患心力衰竭、严重的慢性阻塞性肺病和某些癌症或肠道疾病的病人由于食欲下降，饮食减少，也会出现免疫系统功能较差的状况。

免疫防御对不同患者的影响

您可能有所耳闻，有的人会频繁地遭受反复感染，患上喉炎、鼻窦炎、支气管炎和牙龈炎，甚至肺炎和膀胱炎。另外，有些人可能胃肠道敏感，伴有呕吐或轻度的腹泻。还有一些人很少受到感染。每个人的免疫系统状况有所不同，这取决于遗传和环境因素。例如，雌激素缺乏会增加尿路感染的风险。吸烟或经常与吸烟者呆在一起，会使气道黏膜受损，局部免疫功能减弱，诱发轻度支气管炎和肺炎。高血糖和年龄增加会导致皮肤的免疫功能下降，从而增加伤口难以愈合的风险。缺乏营养、睡眠不足和压力也会影响我们的免疫系统。

流行病的概念

Epidemic，Pandemic 和 Endemic 三者含义不同、侧重点不同。

Epidemic 用来表示传染性疾病的传播速度和严重性。譬如，在某些人群或动物种群中引发大量传染病病例的流感和埃博拉。

Pandemic 多是用来表示"全球性的流行病"这一含义，在侧重点上，Pandemic 侧重表示传染病的传染范围广，譬如新冠肺炎。Epidemic 则侧重表示传染病的严重性。

Endemic 一般指局限在某个地区的流行病，属于可控范围，而且经常在该地区发生，譬如冬季呕吐。

免疫防御是什么意思？

想象一下您手上有伤口或者患有感冒，如果您的免疫系统可以正常工作的话，手上的伤口可以自愈。同样，您感冒后休息几天就退烧了，不流鼻涕了，身体开始恢复健康。这说明您的免疫系统的不同部分已经被激活。这个过程是复杂的，可以描述如下：

免疫系统分为两个主要部分：先天性免疫系统（也称为非特异性免疫系统）和特异性免疫系统。在这两个部分的共同作用下，您的身体被尽可能有效地保护。先天性免疫系统可以阻止大多数细菌和病毒进入人体。先天性免疫系统分为内部和外部：外部由屏障组成，包括皮肤、黏膜、胃酸和正常菌群，即生活在体内或体表的细菌和其他微生物，大多不会对人体造成伤害。内部由各种白细胞组成，白细胞不仅可以攻击并"吞噬"入侵者，而且可以释放神经递质，激活免疫系统的其他部分。

如果体内的入侵者在先天性免疫系统的攻击中存活下来，那么特异性免疫系统就会被激活，主要包括白细胞中一个被称为淋巴细胞的亚群。淋巴细胞包括 B 淋巴细胞（B 淋巴细胞产生抗体）和 T 淋巴细胞，两种淋巴细胞相互配合，共同作用，因此，比先天性免疫系统更先进、更具有特异性。淋巴细胞具备攻击它遇到的任何入侵者的能力，并且可以"理解"及"记住"它们，以备下一次消灭。

病毒感染

免疫系统主要对抗两种不同类型的感染，最常见的一种是病毒感染。病毒感染可以为后续的细菌感染扫清障碍，因此，病毒感染往往合并细菌感染。病毒不能离开活细胞而存活和繁殖。病毒感染主要可分为空气传播感染（较小的颗粒、小飞沫，这些小颗粒可以悬浮在空气中而不

会掉到地板或其他表面上,传播时间更长)和接触性感染
(例如通过手或性行为感染),通常通过尿液、粪便、精液或
血液等体液传播。

不同的病毒有不同的特征,有一些病毒主要感染特定
的器官,如神经系统、肝脏、胃肠道或呼吸道。另外一些病
毒可以在不同的器官中传播。例如新冠肺炎冠状病毒,这
种病毒可以损伤多个靶器官,导致许多不同的临床症状
出现。

大多数病毒感染可以通过自身的免疫系统实现自愈,
尤其是在您免疫力完备的情况下,例如有良好的饮食和睡
眠,平常坚持体育锻炼。体育锻炼,其实散步就足够了,最
好是在公园或森林里,因为这似乎可以刺激免疫系统,减
少消极的心理、减轻压力,也有利于免疫系统的健全和
强大。

正确洗手

- 用肥皂彻底搓手 20 秒。
- 风干或者用自己干净的毛巾、纸巾擦干。
- 请勿把手放在洗手液的容器上。

📖 细菌感染

细菌比病毒更厉害。它们可以自我繁殖，但需要营养，于是通过入侵我们的身体而获得丰富的营养以供繁殖。长期以来，细菌是对健康的最大威胁，但是，幸亏我们有了抗生素。自 20 世纪 40 年代末以来，我们已经控制住了严重的细菌感染，这些感染在抗生素出现之前会导致心力衰竭、肾损伤、脑膜炎、骨髓炎和危及生命的脓毒血症。

然而，过度使用抗生素导致了耐药性的出现，反而增加了无法治愈的严重感染的发生风险。过度使用抗生素指的是医生对轻度的感染尤其是在病毒感染时错误使用抗生素，因为抗生素对于病毒没有作用。在临床上，我们通过细菌培养实验，可以知道您所感染的类型，包括细菌和病毒，从而采取有效的控制方法。

📖 常见的感染

呼吸道感染通常由病毒引起，但也可能由链球菌等细菌感染引起。

肺炎通常由肺炎球菌等细菌或支原体引起，但也可能由病毒引起。

伴有腹泻和呕吐的胃肠型流感通常由病毒引起,但也可能由细菌或寄生虫引起。

脓毒血症,或称血液中毒,可由肠道细菌(大肠杆菌)、伤口细菌或上呼吸道感染引起。

伤口感染通常由皮肤上定植的葡萄球菌引起,很少由链球菌引起。

尿路感染通常是由细菌引起的,如大肠杆菌。

口腔溃疡和生殖器疱疹是由病毒引起的。

疫苗接种

应该为自己接种疫苗以应对急性或慢性感染,尤其是当我们年纪较大或患有导致免疫力下降的慢性病时。我自己每年都接种流感疫苗,我还接种了针对蜱传脑炎、带状疱疹、肝炎以及破伤风、脊髓灰质炎、麻疹、腮腺炎和百日咳的疫苗。为了预防由肺炎球菌引起的肺炎,我也接种了肺炎疫苗。我建议女孩和年轻女性接种预防疱疹病毒感染的疫苗,因为疱疹病毒的感染会增加患癌症的风险。

如何预防感染?

并非所有感染都可以通过接种疫苗来预防,因此,您要保护自己，避免感染。

◇ 在流感期间，避开感染源，如生病的孙辈和人群。

◇ 注意手部卫生。上厕所、上下班回家、咳嗽和打喷嚏时，以及做饭和吃饭前，都要洗手。

◇ 当您在市区或遇到很多人时，避免与他们面部进行触碰，包括眼睛、鼻子和嘴巴。

防止感染的几个因素：

● 不吸烟。

● 良好且多样化的饮食。

● 日常运动和锻炼，最好是在大自然中。

● 充足的睡眠。

● 度过紧张或不安的时期，并尽快恢复。

体检是对终身健康的投资

我建议我的病人从 45～50 岁开始,每 3～4 年进行一次健康检查。如果您已经 65 岁了,我建议您对自己的健康状况评估可以适当地更频繁一些。

但是,您可能要说,我感觉自己很健康,为什么要做健康检查呢? 我的回答是,改变您的生活方式,让自己健康长寿,永远不会太迟。如果您尽可能早地发现自己有患某种疾病的前兆或危险因素,您就可以预防许多与年龄相关的疾病,如高血压、心脏病、脑卒中、肾病和 2 型糖尿病。一些癌症越早被发现就越容易被治愈。同时,您的体检有助于发现可能存在的与遗传相关的疾病,并且可以预防或推迟这些疾病的发生。

体检的方式因地区而异。在 1177 瑞典医疗保健咨询网站中,您可以搜索您所在的地区,获取到相关的体检信息。也有私人医疗保健机构提供健康检查,当您到了特定年龄,这些机构会主动提醒您进行健康检查,而且费用与医院健康检查相同,这比您自己预约到医院检查更容易。

尽管体检的项目存在差异，但我还是想根据不同的情况和健康状况来简单地介绍一些不同类型的健康检查。

全身体检

从 45～50 岁，每个人都应该定期（每 3～4 年）检查自己的体重、身高、BMI、腰围、血压和心率。

我还建议您做常规血液检查，检查前要禁食，保持空腹。

以下是我建议检查的几个项目：

◇ 血常规（Hb、红细胞和白细胞以及血小板）。

◇ 血糖。

◇ 血脂，包括甘油三酯、总胆固醇、高密度脂蛋白胆固醇（好胆固醇）、低密度脂蛋白胆固醇（坏胆固醇）。

◇ CRP，通常是指血清 C‐反应蛋白检测，是一种炎症指标。

◇ AST 和 ALT，检测脂肪肝和各种肝病。

◇ 钾盐，即钾、钠和钙的产物。低血钙可能通常与维生素 D 缺乏和甲状旁腺功能减退症相关。它会导致抑郁、肾结石和心律失常，并增加患心血管疾病的风险。低钾水平可能与高血压有关，而高血压是可以治愈的。

◇血液中的肌酐和尿的黏稠度,可以提示肾脏疾病、尿路
　感染以及尿白蛋白。

◇ 维生素,包括维生素 B_{12} 和 25 羟维生素 D。维生素 B_{12}
　是否缺乏对于治疗心脏、大脑和外周神经系统疾病有
　很重要的意义。

应该做的其他方面的检查:

　　让医生检查一下您的皮肤。在瑞典最常见的癌症是
皮肤癌,包括恶性黑色素瘤,主要是由阳光照射皮肤表面
而引起的。

　　去牙科保健师或牙医那里检查是否患有牙龈炎和牙
周炎,因为这些病会增加患心血管疾病的风险。

　　去眼镜店或眼科医生那里检查您的视力和眼压。如
果家里有人患有青光眼,您应当及时去检查并治疗,以避
免视力损伤,这十分重要。

影像检查

　　有以下几种情况,建议你去医院做影像检查。我的建

议是基于生活方式因素、家庭疾病等做出的。譬如：

◇ 如果您曾经或正在吸烟，或长期暴露在烟雾弥漫的环境中，请在健康中心用 PEF 测定来检查一下您的呼吸功能。

◇ 如果您的家人或亲戚在相对年轻的时候（65 岁以下）患上了心脏病或脑卒中，请做 Lp（a）检测，这个检查会提示您是否也存在心脏病发作的高风险。即使您感觉自己很健康，也请做一次心电图。

◇ 如果您是女性，应当去做乳房 X 光检查。如果您有乳腺致密型或者您的家庭成员中有人患有乳腺癌，做乳房 X 光检查尤为重要。乳腺致密型是指乳房中不仅有脂肪，而且乳腺腺体组织的密度比较高，在做乳房 X 光检查或医生检查（触诊）乳房时可以检测到。

◇ 如果您是女性，定期到妇科医生那里做宫颈液基细胞学检查。在一些地区，65 岁以下的人都可以免费检查。重要的是，即使您年纪大了，也要坚持每 2～3 年检查一次，因为老年妇女也会患宫颈癌。这种类型的癌症是由性传播病毒感染引起的。

◇ 如果您是女性，依然有月经来潮，就应当检查一下您的铁代谢状况。

◇ 如果您是男性，请做 PSA 检测。PSA 是一种糖蛋白，由前列腺的上皮细胞分泌。游离 PSA/总 PSA 就是指患者血液中这两种 PSA 浓度的比值,该检查可以判断患者是不是得了前列腺癌、良性的前列腺增生或者前列腺炎。

◇ 如果您发现大便中有血,就去医院请医生检查。如果家庭成员中有人患结肠癌或直肠癌,您可能需要进行结肠镜检查,即结肠检查,这一点尤为重要。

◇ 肠息肉应该定期检查。肠息肉是一种特殊类型的组织,小的"突起",存在于大肠中。

◇ 如果您的家人患有甲状腺疾病,请检查促甲状腺激素 TSH,数值偏高表示新陈代谢偏低。

◇ 如果您的家人患有 2 型糖尿病或肥胖症,请进行检测确定您是否患有糖尿病前期或 2 型糖尿病。

◇ 如果您的身高减少了 5 cm 或更多,或者家里人有骨质疏松症,请做骨骼矿物质密度检查,以明确是否患有骨质疏松症。

◇ 如果家里有人相对年轻(65 岁以下)就患有痴呆,请转诊到记忆障碍门诊。通过改变生活方式,可以预防痴呆的发生,延缓发病很多年,甚至几十年。

◇ 请填写瑞典糖尿病协会提供的问卷(https://www.diabetes.se),这样可以了解您患糖尿病的风险。

英文缩写是什么意思？

ALT(Alanine Aminotransferase)：丙氨酸氨基转移酶(肝脏中的酶)

AST(Aspartate Aminotransferase)：天冬氨酸转氨酶(心脏和肝脏的酶)

BMI(Body Mass Index)：身体质量指数(一个人的体重与身高之比)

CRP(C Reactive Protein)：C-反应蛋白(机体出现全身炎症反应或组织损伤时出现在血浆中的急性蛋白，属于炎症的指标)

ECG(Electrocardiogram)：心电图(测量心脏活动)

(备注：瑞典语缩写是 EKG)

Hb(Hemoglobin)：血红蛋白(一种在红细胞中发现的转运铁和氧的蛋白质)

HDL(High Density Lipoprotein)：高密度脂蛋白胆固醇(也被称为好胆固醇)

LDL(Low Density Lipoprotein)：低密度脂蛋白胆固醇(也被称为坏胆固醇)

Lp(a)(Lipoprotein a)：脂蛋白(a)(预测心血管疾病的因素)

PEF（Peak Expiratory Flow）：呼气峰流量（测量呼吸能力，即肺功能）

PSA（Prostate Specific Antigen）：前列腺特异性抗原

TSH（Thyroid Stimulating Hormone）：促甲状腺激素（对新陈代谢很重要）

关于健康和生活方式的传言

有很多关于健康和生活方式的传言。下面列出的这些不同的传言，您可能都听说过，我会告诉你什么是真的，什么是假的，并围绕这些传言加以回答和说明。

传言：水果中的糖和糖果中的糖一样是有害的。

回答：否。

如果将蓝莓中的糖与可口可乐中相同含量的糖相比较，蓝莓中的糖所产生的负面影响是没有可口可乐大的，这是因为浆果中含有抗氧化剂和纤维素等物质，这意味着人体实际上不会吸收太多糖。其他浆果和水果也是这样。因此，即使糖的含量相同，吃水果或浆果也比吃糖果好。

传言：您必须吃零食才能保持热量供应。

回答：否。

零食只对成长中的儿童、精英运动员、老年人或平时饮食摄入不足的病人很重要。考虑到饮食对体重和健康的影响，一个"普通"成年人最好一天只吃 3 顿饭，不要吃零食。

传言：体重上下波动很危险。

回答：否

如果您说的仅仅是体重上下浮动，那不算是什么危险。几千年来，人们的体重一直受食物的供应情况的影响而上下波动。冬天的体重重一点，夏天的体重轻一点。根据新的研究表明，周期性禁食对身体健康有益，体重上下浮动并不危险。

传言：有些人肥胖和超重，他们总是责怪自己的生活方式不好——吃得太多，动得太少。

回答：不完全是。

许多研究表明，有些人体重异常的问题是由遗传或先天因素引起的，这些因素会影响脂肪细胞对饥饿感、饱腹感和（或）运动模式（您的运动速度）的反应。这些人对他们的超重或肥胖无能为力。建议您像往常一样吃东西来判断您是否有肥胖和超重的风险。在这种情况下，可以采用一些新开发的药物来帮助您纠正身体能量代谢的紊乱。

传言：瘦子比胖子更健康。

回答：否。

合适的体重是最好的。对于身体健康而言，太瘦（BMI 低于 18）与超重（BMI 高于 26）具有同样的危险性。异常的体重会导致各种健康问题，体重过低或者过高都会影响寿命。

传言：您应该每天喝 8 杯水。

回答：否。

没有研究表明您应该每天喝 8 杯水。当然，喝水比喝加糖的饮料好，但是，对于水的需求是根据每个人的情况而定的。通常我们每天需要喝 1.5～2 升水。如果您工作的环境很热，工作这一天您可能需要喝多达 4 升的水。您可以观察自己尿液的颜色，如果您一天小便几次，尿液呈浅黄色，那么喝水的量刚好合适。

传言：早餐是一天中最重要的一餐。

回答：并不适合所有人。

如果您早晨起来肚子饿，吃早餐是件好事。但是，如果您早晨醒来后,吃不下饭,那就不要勉强。早餐并非是最重要的,重要的是您要有一个健康的饮食习惯。不要用午餐来弥补没有吃的早餐,也不要在早上吃不健康的富含热量的食物。

传言:精制的产品比脂肪更健康。

回答:否。

精制的产品并不比脂肪更健康,尤其是那些用比较多的糖制品和调味品制作的产品。研究表明,脂肪的质量是最重要的。只要您不吃太多,食物中的脂肪对您的健康是有好处的。源于植物和高脂肪鱼类的脂肪非常健康,值得推荐。

传言:排毒可以清除您体内的毒素。

回答:否。

排毒是我们谈论净化身体毒素时经常使用的一种表达方式。有很多方法可以排毒,例如在几天或几周时间内仅食用液体食物,但最好在晚上进行短期禁食。在身体的所有细胞中都有一个内置的"净化装置",可以通过短期禁食来刺激它工作。肝脏和肾脏是净化身体的重要器官。

传言：如果您喝太多的咖啡，您可能会中毒。

回答：否。

目前的研究表明，每天喝 3～4 杯咖啡似乎比完全不喝咖啡对身体更好。例如，喝冲泡咖啡可以降低患 2 型糖尿病的风险。然而，喝高剂量的纯咖啡因可能是危险的。

传言：如果您锻炼，您就可以减肥。

回答：否。

仅靠锻炼不一定能够减肥。为了减肥，您必须每天努力锻炼 60 分钟，不要吃得比过去多，因为在锻炼的同时保持健康饮食，才能达到减肥的目的。

传言：走路比跑步燃烧更多的脂肪。

回答：否。

与走同样的距离相比，您在跑步过程中消耗的脂肪更多。

传言：等您老了再开始锻炼身体就太晚了。

回答：否。

锻炼身体永远不会太迟。许多研究表明，老年人锻炼也能给身体带来许多好处。

传言：唇烟比香烟好。

回答：否。

使用唇烟会增加患心血管疾病、高血压和 2 型糖尿病的风险。

传言：电子烟是烟草的无害替代品。

回答：否。

已证明电子烟会损害肺部。

传言：通过吸烟可以减肥。

回答：否。

有些人刚开始吸烟时体重可能会减轻一点，那是因为当您感到饿的时候，抽根烟可以暂时帮你忍住饥饿感。研究表明，吸烟期间胰岛素抵抗加重、胰岛素生成增加，这会增加脂肪量，进而导致体重以及患 2 型糖尿病的风险增加。

传言：糖瘾是一种病。

回答：否。

糖瘾（吃糖成瘾）不是一种疾病。有一种观点认为，糖瘾是一种紊乱的饮食行为，类似于酒精和尼古丁，因为糖可以通过激活大脑中的奖赏系统而从中获得快感。然而，如果您想戒除糖瘾并不困难,您可以很快地做到不吃甜食。

传言：糖果会导致癌症。

回答：否。

甜味剂不会导致癌症,也不会增加患其他类型疾病的风险。高含糖饮料的摄入与癌症风险的增加存在相关性,但导致这种风险增加的不是糖本身,而是摄入过多的糖导致生成过多的胰岛素,而且摄入过多的糖饮料更容易超重。胰岛素生成过多和超重都会导致癌症发病率的升高。

传言：维生素 C 可以治疗感冒。

回答：否。

诺贝尔奖获得者莱纳斯·卡尔·鲍林(Linus Carl Pauling)认为,摄入大量的(起码超过 20 g)维生素 C,才可能有治疗感冒的作用。吃这么多维生素 C 是很难的,而且吃进去的维生素 C 大部分会被排泄出来,很难在您的身体里保持很高的维生素 C 浓度。

传言：在寒冷的环境中会感染病毒。

回答：否。

如果您是独自一人,在寒冷中不会感染病毒。但是,

如果您和许多其他人在一起,在寒冷天气下,感染病毒的
风险会增加,因为病毒是通过空气传播的,在冬季寒冷的
天气中,病毒更容易传播。

传言:随着年龄的增长,我们需要减少睡眠。

回答:否。

不论对哪个年龄段的人来说,睡眠都很重要。建议每
天睡 7～8 个小时,每天午睡一小会儿也很好。

传言:您可以通过训练做到只需要 4～5 个小时的睡眠。

回答:否。

大多数人每晚需要睡 7～9 个小时。偶尔只睡 4～5
个小时并不危险,但是,对大多数人来说,经常睡得这么
少,对他们的身体来说是有害的。当您听说有些人睡眠很
少,但仍然精力充沛时,请谨慎对待。他们通常会在白天
小睡几次,或者在周末弥补睡眠的不足。

传言:年纪大了,很难学新的东西。

回答:否。

多年来,我们记忆力变差的一个主要原因是大脑中被
称为海马体的区域缩小。海马体(Hippocampus)对工作

记忆和空间记忆很重要，通过锻炼，您可以保持它的大小，甚至可以看到脑细胞的形成，尤其是在海马体区域，这就意味着您的学习能力提高了。良好的深度睡眠、健康的饮食（比如地中海饮食），以及减轻负面压力都有利于学习能力提高。用不同的训练方式可以使您的记忆力变得更好。

传言：压力总是很危险的。

回答：否。

压力并不总是危险的。然而，受到压力后难以恢复可能是危险的。经历压力是生活的一部分，每个人都会有压力。但是，如果压力持续很长时间，身体可能会受伤。这就是为什么缓解压力和休息如此重要。

传言：独处是坚强的表现。

回答：否。

我们应在社区中进行社交活动，互相支持和帮助才是最好的。

百岁高龄的卡琳精神矍铄

卡琳（Karin）女士刚过了 100 岁的生日，她患有严重的膝骨关节炎，因此行走不便。但是，她除了在打扫卫生和购买东西等方面需要他人帮助之外，生活自理，她的精神头儿看上去很好。她的发型总是那么精致，每个月她都做几次足部护理。她有自己的住处，有一个漂亮的玻璃阳台。夏天到了，她在阳台上种满美丽的花儿，冬季来临的时候，阳台上会种满绿色的植物、圣诞树和圣诞玫瑰花，卡琳经常坐在阳台上享受生活。她自己做饭，自己在客厅里挪动座椅，自己服用治疗高血压的药物。她把自己的时间安排得好好的，她读报纸、听广播、看电视，她对体育节目非常感兴趣，她喜欢讨论时事政治。

我想知道她是怎么做到的，为什么她有这么好的精神头儿。

她说可能有以下几个原因："我有很好的遗传基因。我的饮食一直很均衡，一日三餐，从不吃太多，当我不再感到饥饿时，就会停止进食，我的体重一直很正常。在 45 岁左右的时候，我开始长时间的散步。年轻的时候，我就很活跃。一方面，我是三个孩子的母亲，另一方面，我是幼儿教师，后来，我还经过商。我从来不抽烟，在节假日和与家人共进晚餐时，会喝一杯葡萄酒。每天晚上睡八九个小时对我来说也是很重要的。"

生活曾经给卡琳带来过巨大的悲伤。在一次事故中，她失去了一个孩子，也失去了其他亲人。"悲伤之余，我总是设法回顾美好的过去，并坦然接受所发生的一切事情。当然，来自朋友、家人、子女和孙辈的爱、关心和支持，对于我来说是非常重要的。"卡琳幽默地说，"我很爱笑。"

可以预防的疾病

蓝色地带的人们很少患有危险的慢性病，主要是由于他们有健康的生活方式。我们可以从他们那里学到很多东西，使我们活得更好，活得更长。

在本章中，我将介绍一些不良的生活方式导致的疾病，并解释其发生的原因。您可能在前面关于饮食、喝酒、锻炼、睡眠和康复等章节中，已经阅读到了相关内容，了解到如何在良好生活习惯的帮助下，预防糖尿病的发生。在本章中，我还会提出一些关于糖尿病的建议。如您所见，我总是根据不同的情况提出建议，因为有些疾病与生活方式是密切相关的。

如果能够预防慢性疾病，您就更有可能活得健康长寿。我非常理解您可能难以接受这个观点，尤其是如果自己已经患有疾病。您已经生病了，当然首先应该得到有效的医治，但是，您自己在改善生活方式方面也是可以有所作为的。作为一名医生和科研人员，我深知生活方式因素对于健康的重要性，我觉得有责任告诉大家这一点。我们如果真正能够在改善生活方式上有所作为，就可以使身体更健康，从而延长寿命。如果您患有一种或多种常见的疾病，只要在生活方式上做一些简单的改变，就有希望提高健康水平，生活得更好，甚至一直活到 90 岁或以上。

危险的代谢综合征

您听说过代谢综合征吗？如果没有，我相信您将来会听到很多关于这个疾病的消息。代谢综合征这个疾病的名称被越来越多地使用了。

简而言之，代谢综合征主要有以下几种表现：

◇ 胰岛素生成增加和胰岛素抵抗增强（对胰岛素的敏感性降低）。

◇ 空腹血糖高。

◇ 体重增加，尤其是腰围增加（腹型肥胖）。BMI 超过 25 为超重，超过 30 为肥胖。女性腰围超过 88 cm，男性腰围超过 102 cm 为肥胖（备注：中国人 BMI 超过 24 为超重，超过 28 为肥胖。男性腰围超过 90 cm、女性腰围超过 85 cm 为腹型肥胖）。

◇ 血压升高。血压的上限是高压(收缩压)140 mmHg、低压(舒张压)90 mmHg,超过这个值被称为高血压。

◇ 血脂异常。

如果您知道自己有其中一个症状,您应该检查是否同时还有其他的症状。

为什么患有代谢综合征如此危险呢? 因为这种疾病本身是其他慢性疾病的危险因素,相互结合起来会进一步增加患糖尿病、心血管疾病或脑卒中的风险。正如我前面提到的,在欧洲和美国,25%的成年人患有代谢综合征,而且代谢综合征的发病呈现年轻化趋势,青少年和年轻人也受到了影响。

🔲 环境因素

如果您的家人患有高血压、心脏病、糖尿病、超重、高脂血症和心血管疾病等,那么您就必须改变自己的生活方式,否则您可能有很大的风险患病。几乎所有的遗传性疾病都是由某些因素如饮食不当、体育活动过少和压力过大等引起的,而这些因素都是可以预防的,我们把这些因素称为环境因素,因为它们取决于我们的生活条件。如果您定期去做健康检查，尽早发现这些疾病的迹象，您就可以防止病情的发展和恶化。

📖 胰岛素抵抗是最大的问题

大多数与年龄相关的疾病背后的罪魁祸首是胰岛素抵抗和胰岛素分泌过高。胰岛素是一种由胰腺分泌的激素，它释放到血液中，发挥降低血糖的作用，随着血糖水平的升高，胰岛素分泌量也会增加。当我们摄入不含纤维的快速碳水化合物时，譬如甜饮料、软饮料、糖果、以白面粉为主的饮食、不含纤维的面包等，血糖会升高很多。这些饮食刺激胰岛素的产生，因此，吃得越多，血糖上升得越快，胰岛素就分泌得越多。糖是我们细胞最重要的燃料，是能量的来源，产生胰岛素的目的就是刺激肌肉和脂肪组织对糖的吸收和利用，将糖储存在肝脏中，从而使血液中的葡萄糖水平降至正常水平。胰腺分泌胰岛素存在个体差异，在摄入等量的碳水化合物后，有些人分泌的胰岛素水平高于其他人。

胰岛长期处于高负荷状态，过多分泌胰岛素是危险的。这种情况会导致胰岛素的敏感性降低，胰岛素不能有效地促进周围组织摄取和利用葡萄糖，或不能抑制肝脏输出葡萄糖,这被称为胰岛素抵抗。高血糖引起的胰岛素分泌异常,最终会陷入一个恶性循环。

胰岛素抵抗不仅是由于摄入过度(过多的糖和脂肪)引起的,而且还有以下原因:

◇ 饮酒过量(形成"啤酒肚")。

◇ 久坐不动。

◇ 负面的压力,导致皮质醇分泌增加。

◇ 慢性炎症或感染,如牙龈炎。

◇ 吸烟。

◇ 睡眠过少或睡眠质量差。

◇ 肌肉量太少。

◇ 体力活动过少。

◇ 高血脂,即甘油三酯过高。

◇ 过多的腹部脂肪,全身脂肪量的增加。

◇ 肠道菌群紊乱。

◇ 服用某些药物,如可的松。

高胰岛素血症和胰岛素抵抗是非常危险的,因为二者的结合会增加患 2 型糖尿病、心血管疾病、血栓形成、高血压、超重、腹部肥胖、高脂血症等疾病和有益胆固醇降低的风险。此外，也会增加怀孕困难、虚弱无力、患阿尔茨海默病和某些癌症（如乳腺癌、子宫癌、结肠癌和癌症）的风险。如果您有 2 型糖尿病的易感性，当胰腺高负荷处于失代偿期，无法再分泌足够的胰岛素，导致血糖升高时，就可以被诊断为糖尿病。

📖 2 型糖尿病已成为一种流行病

2 型糖尿病是一种常见的疾病，由体重增加、缺乏运动、压力和吸烟导致，这种疾病的发病率在全世界范围内正急剧增加。预计在 15 年后，地球上每 10 个成年人中就有 1 个人患有糖尿病。在世界上的某些地区，如美国、中国、印度和中东，可能有 25％～40％的成年人会患上 2 型糖尿病。在瑞典，1/7 的养老金领取者患有糖尿病。众所周知，糖尿病患者常患有糖尿病并发症。

糖尿病并发症包括无法愈合的慢性足部溃疡，患此并发症的人有截肢的风险。同样，糖尿病患急性心血管疾病，即心脏病发作、心力衰竭和脑卒中的风险也会增加。此外，糖尿病患者常见有肾脏损伤、伴有大关节疼痛的骨关节炎、视力障碍、骨质疏松症和髋部骨折等症状。

1型和2型糖尿病

2型糖尿病的病因主要包括遗传和环境等因素，多在中老年人群中高发。2型糖尿病患者很难将血糖水平维持在正常的水平。

1型糖尿病的病因是胰岛素绝对缺乏。1型糖尿病主要发生在儿童和青少年人群中，成年人中也有发生，是一种终身需要胰岛素治疗的疾病。与2型糖尿病不同，1型糖尿病与生活方式关系不大，但有可能是由病毒感染引发的。

（资料来源：1177瑞典医疗保健咨询网站）

如何预测糖尿病前期?

糖尿病前期是指由正常糖代谢向糖尿病转化的过渡阶段，此阶段患者血糖值比正常人高，但没有达到糖尿病诊断标准。根据预测，有大约100万瑞典人可能是糖尿病前期。糖尿病前期比2型糖尿病更常见。

绝大多数人都没有注意到自己已经处于糖尿病前期，而糖尿病前期增加了患2型糖尿病和心血管疾病的风险，因此，定期检查自己的健康状况并测试血糖很重要，尤其是如果您患有妊娠期糖尿病或者亲属/家庭成员中有人患有糖尿病，或者您患有高血压并超重，所有这些都是糖尿病前期的危险因素。

正常的空腹血糖为 3.9～6.1 mmol/L，餐后两小时的正常血糖小于 7.8 mmol/L。空腹血糖受损血糖为 6.1～7.0 mmol/L，也叫糖尿病前期。如果空腹血糖大于等于 7.0 mmol/L，餐后两小时小于等于 11.1 mmol/L，就可以诊断为糖耐量异常。如果空腹血糖超过 7.0 mmol/L，餐后两小时血糖超过 11.1 mmol/L，就有患糖尿病的可能，需要到医院确诊。

如何预防 2 型糖尿病？

通过减少热量摄入，尤其显著地减少甜饮料、糖果、面粉、面包、饼干、三明治、白米和意大利面的摄入，就可以减少胰岛素的分泌，从而减轻胰岛素抵抗，降低患 2 型糖尿病的风险。研究表明，如果摄入更多的抗氧化剂，如有色蔬菜、根茎类蔬菜、豆类、水果，浆果和绿叶植物（如生菜和菠菜），就会降低患心血管疾病和 2 型糖尿病的风险。哪怕是减少摄入植物油如橄榄油和菜籽油、坚果和杏仁，也能降低患 2 型糖尿病的风险。葡萄酒含有抗氧化剂,因此可以适量饮用,每次饮用 1～2 杯,女性每周最多饮用 9 杯,男性每周最多饮用 14 杯。在关于营养的章节中,您可以阅读到更多关于有益于健康的饮食方式和食物的信息。

📖 70 个基因

2 型糖尿病具有遗传性,至少有 70 个基因与 2 型糖尿病的易感性相关联。在这 70 个基因中,大多数基因与调控胰岛素的产生有关,其余的基因与肌肉、肝脏、脂肪组织和大脑的胰岛素敏感性有关。如果您家里有人患有 2 型糖尿病,那么您患有这种疾病的风险会增加 4 倍。如果您还超重和(或)腰围过大,风险会增加 25～30 倍。然而,如果您不吸烟,有健康和良好的饮食习惯,并保持正常的体重和腰围,是可以避免患有 2 型糖尿病的。采用正确的饮食方式(类似于地中海饮食),积极参加体育活动,就可以将患糖尿病的风险减半。对于女性来说,减少腹部肥胖和避免超重是最重要的;对于男性来说,进行体育运动和锻炼肌肉也是很重要的。

📖 口腔健康很重要

检查口腔健康和牙齿状况非常重要。有些人长期患有慢性牙龈炎或牙根感染，这可能是导致胰岛素抵抗、血糖升高、患心血管疾病和牙齿脱落的原因之一。因此，请定期向牙科保健师和牙医咨询，以便及时发现口腔存在的健康问题。细菌附着在牙龈深处会导致炎症，牙龈炎的最佳治疗方法是保持口腔卫生，可以使用电动牙刷和齿间刷。请向牙科保健师寻求帮助，以获得正确的刷牙方法。

如何知道自己是否有风险？

如果您家里有人患有 2 型糖尿病，如果您患有高血压，或腰围粗大，或患有妊娠期糖尿病，那您就有患 2 型糖尿病的风险。有的人没有明显的临床症状，但已经有糖尿病的前兆，出现下列情状，应该立即去医院确诊自己是否患有 2 型糖尿病。

2型糖尿病常见的前兆有：

➢ 身体乏力、容易疲劳。

➢ 患青少年抑郁症。

➢ 口渴加剧或口干。

> ➤ 小便频繁，尤其在晚上。
>
> ➤ 很容易感染。
>
> ➤ 脚伤不愈。
>
> ➤ 小腿抽筋。
>
> ➤ 脚不舒服。
>
> ➤ 视力模糊或受损。

在医院通过血液检测可以表明您是否有胰岛素分泌过多、胰岛素抵抗和血糖升高的症状，您也可以在瑞典糖尿病协会网站上回答问卷来检测。这个问卷，可以提示在10年内您是否有患糖尿病的风险。作为一名医生，我在工作实践中，还发现2型糖尿病发病前还有其他症状，包括静息心率高和血液中白细胞数量略有增加等。

📖 如果您患有2型糖尿病

如果您患有2型糖尿病，应当尽早获取有关该疾病的信息，了解如何处理生活方式的问题，如饮食、体育活动、负面压力和控制血糖，以及影响这些问题的因素，这是很重要的。大多数人如果在发病初期就能得到正确的建议，遵循这些建议改变自己的生活方式并减肥，是可以将血糖降至正常水平的，这样可以防止糖尿病的进展，并避免出现糖尿病并发症。有的时候，糖尿病处于休眠或隐藏状态，一旦您体重增加，尤其是腰围增加和活动减少，您的血糖就会再次升高。

📖 药物不能替代良好的生活方式

如今，有许多不同的药物可以提高胰岛素敏感性和促进自身胰岛素的分泌，从而使血糖维持在正常水平。然而，作为一名医生，我想提醒一点，药物永远无法替代良好的饮食和锻炼。业已证明，高血糖会影响大脑的记忆力和注意力，从而对大脑产生直接的负面影响。高血糖会让您感到疲惫、迟钝和沮丧。此外，随着免疫系统的恶化，尿路感染和上呼吸道感染的风险也会增加。高血糖还会带来关节僵硬疼痛和疼痛阈值降低等影响。因此，我们有充分的理由去尽可能地控制好血糖。

高血糖、高血脂和高血压，三者相互独立又相互联系。这三者结合在一起会增加患肾脏疾病和心血管疾病的风险，如心肌梗死、心房颤动和心力衰竭，也会增加脑卒中的风险。如果您患有糖尿病，那么尽可能保持低胆固醇水平、低甘油三酯水平和正常血压是很重要的。

📖 体检、锻炼和社交

当您患有糖尿病时，您应该定期检查身体，提供尿液和血液样本，以检查肾功能、血脂和血糖水平。此外，您应该检查血压、体重和腰围。您应该每两年做至少一次眼部和足部检查，以早期发现眼部损伤、神经损伤或足部损伤。良好的睡眠很重要，有时需要治疗睡眠呼吸暂停，因为治疗打鼾可以改善血糖和血压。当然，您应该戒烟。

运动对糖尿病患者来说很重要。建议每天散步，最好是 7 500 步或多一点（如果可以的话），也可以去健身房。运动可以减少腰围、降低血压和血糖。通常情况下，医生可以根据您的病情开具体育活动处方。如果可以的话，我建议糖尿病患者养宠物狗，因为养狗不仅可以增加散步的动力，而且可以与生命建立情感纽带，在医学范畴内，这是不应被低估的。

丰富的社交生活有助于糖尿病患者的康复。糖尿病患者应当积极地参与当地糖尿病协会举行的一些活动，将有助于加强对糖尿病的认识。糖尿病协会可以提供课程和健康教育，最重要的是提供社会支持，这就意味着您可以认识患有相同疾病的人，从其他病友那里获得如何在不同情况下控制血糖的提示和建议，这也是非常有价值的。例如，当您被邀请吃饭或喝咖啡时，您该怎么办？您是不是应该吃甜食、饼干或面包？您的亲属也需要了解糖尿病，理解这种疾病是如何影响人体健康的，以及需要做什么才能尽可能长时间地安适如常。

📖 癌症

癌症是大约 200 种不同疾病的统称，这些疾病使细胞以不受控制的方式开始生长并形成肿瘤。恶性肿瘤可以生长并扩散到附近的组织中，也可以通过血液或淋巴管转移，在身体的其他部位形成转移瘤或子肿瘤。近年来，癌症的发病率有所上升。目前，最常见的癌症是恶性黑色素瘤和其他形式的皮肤癌症，这主要是因为我们越来越多地暴露在阳光下。男性最常见的癌症是前列腺癌，而女性最常见的癌症是乳腺癌。这些癌症约占所有癌症的 30%。第三常见的癌症是结肠癌。

大约 5%～10% 的癌症与遗传性致病基因有关。如果您有几个亲属患有某种特定形式的癌症，如乳腺癌或结肠癌,那么您的患癌风险会增加。如果您家庭中有人患有癌症,您应该定期检查自己的身体,把您家庭成员发病的情况与医生好好谈谈。然而,大多数癌症目前还没有发现有明确的遗传相关性,这些癌症是由于多年来基因发生变化引起的,我们称之为基因突变。

癌症通常需要经过很长一段时间才能发展而成,从出现第一个癌变细胞到发现肿瘤可能需要 20 年或更长时间。因此,任何疾病的发生或症状的出现都需要一段时间。

📖 生活方式

通常认为,在许多类型的癌症中,不良的生活方式起着重要的致病作用,如结肠癌、乳腺癌、肝癌和子宫癌。有的类型的癌症与吸烟有关,有的类型的癌症与某种饮食有关,有的类型的癌症可能与过度饮酒或肝炎有关。然而,保持正常的体重,吃好的食物,锻炼身体,避免阳光暴晒,可以降低患大多数癌症的风险。最近的研究发现,高纤维饮食可以降低患某些类型癌症的风险。饮酒与口腔癌、喉癌、食道癌、乳腺癌、结肠癌、直肠癌以及肝癌的风险增加有关。吸烟不仅与肺癌有关,而且与食道癌、尿道癌和胰腺癌有关。皮肤癌是最常见的一种癌症，有证据表明，过量的太阳紫外线辐射可能是直接的致病原因。

📖 心脏病

心血管疾病的危险因素包括高血压、高血脂、糖尿病、肥胖和吸烟。高血压性心脏病和冠心病等往往由后天因素引发，没有明显的遗传倾向，但是环境因素可以导致疾病的进展。此外，一些心血管疾病如肥厚型心肌病等可能有遗传倾向。

📖 冠状动脉疾病（心绞痛和心肌梗死）

冠状动脉疾病意味着心肌的血液供应不足，导致局部心肌缺血、缺氧。其致病原因是血管钙化，血管壁发生了改变，营养心肌的冠脉血流量减少甚至闭塞，导致心脏病发作。血管痉挛（小动脉、冠状动脉和心肌的收缩）可在运动或有严重压力时发生，在休息时或通过舌下含服硝酸甘油可以迅速得到缓解。心绞痛的拉丁语名称 angina pectoris 经常被使用，甚至与瑞典语发音相同。

心肌梗死的病因是供应心肌血液的冠状动脉明显狭

窄或急性血栓阻塞血管而导致心肌血液供应中断。

冠状动脉疾病是瑞典最常见的死亡原因之一,但随着时间的推移,冠状动脉疾病新增患者的死亡率有所下降,而且这种下降趋势还在继续。如今,由冠状动脉疾病引起的急性心肌梗死可以迅速地得到治疗,患者第二天就可以康复回家。冠状动脉疾病男性患者占总发病人数的 2/3,女人在晚年(大于 60 岁的年龄段)会患此病。

冠状动脉疾病的发病可能与我们的生活方式有关,受到生活方式的影响,如不运动、吸烟、高血脂、不健康的饮食习惯、高血压、高血糖和腹部肥胖。年龄、性别和遗传因素不是您能够控制的,但是,您可以控制您的血糖和血脂。即使您的年纪比较大了,如果能保持良好的生活方式,冠状动脉疾病的发病风险是可以降低的。

心脏病常在居家时发作。心脏病发作的时候会出现严重的胸痛,疼痛会向上辐射到脖子和左臂,有时还会辐射到右臂和右肩。女性和糖尿病患者心脏病发作影响到的身体部位更为分散,症状更为不典型,可以出现呼吸困难、恶心和其他类型的疼痛,如背痛。冠状动脉狭窄的早期,会出现胸部有压迫感和呼吸急促等症状。伴随轻度的体力运动,例如爬几个台阶或一座小山,即会导致症状加重。您如果感觉到有这些症状,可能心脏病的发作就要来临了，应该立即去急诊室或医生那里进行评估和诊断。急性心肌梗死往往在休息时发作。

有一种痉挛性疾病会导致心脏冠状动脉痉挛，尽管冠状动脉内部并没有钙化，在 X 光片子上看起来是正常的。但是，由于血管收缩，流向心肌的血液被阻止会导致心脏冠状动脉痉挛。癫痫可以在任何时候发作，尤其是在有压力的情况下，某些病人在发病之前曾有过体力或脑力的消耗。

📖 腿部血管痉挛—抽筋

腿部血管痉挛是由血管钙化引起的，俗称抽筋。患者必须时不时地停下来休息 1 分钟才能让疼痛消失。腿部血管痉挛好发于小腿部，具体表现为走路时会感到腿部肌肉疼痛。在所有 50 岁以下的瑞典人中，约有 1.5％的人患有这种疾病，但在所有 65 岁以上的人中，这种疾病的发病率会增加到 10％。下肢动脉粥样硬化性狭窄严重的患者可出现下肢疼痛、间歇性跛行，甚至发生肢端坏死。其发病的原因是年龄大、吸烟、高血糖、高血压、高血脂和所谓的纤维蛋白原（Fibrinogen，FIB）含量高（提示机体出现炎症和胰岛素抵抗）。

📖 心力衰竭

慢性心力衰竭的典型症状是呼吸急促、腿部肿胀和感到极度疲劳,尤其是在运动过程中容易诱发。通过检验可以发现血液中"心脏激素"NT-pro BNP 值高于正常值。心脏超声检查显示患者每博心输出量减小,因为心脏将含氧血液泵送到身体其他器官的能力降低(备注:每博心输出量是指每次心跳时从心脏一侧的心室中泵出的血液量)。

在瑞典有 2%～3%的人患有慢性心力衰竭。老年人受其影响尤其严重,男女之间发病率没有差别。高血压、心肌梗死、心房颤动和冠状动脉疾病是心力衰竭的主要原因。糖尿病、心脏瓣膜病、酗酒和各种激素紊乱也会导致心力衰竭,还有一些原因是未知的。

📖 心房颤动—心律失常

大约 3%的瑞典人患有心房颤动,在 75 岁以上的老年人中,大约 10%会发生此病。心房颤动是指心脏不规则地跳动,心律变得不规则,可能是由于心脏病发作后的心肌受损、瓣膜结构与功能异常、高血压、心力衰竭和冠状动脉疾病等原因引起的。有时候，服用某些药物和过量饮酒也会导致心律失常。糖尿病、吸烟、高血脂和超重都会增加心房颤动的风险。如果心跳过快且不规则，您会感到不舒服、呼吸急促、胸闷或胸痛。您可能会头晕，甚至有晕倒的感觉。患有快速心房颤动的人病情更严重，精力远不如发病前，这是由于心跳实际效能减弱，心脏泵送血液的能力下降的缘故。

如果心率相当缓慢，那么出现身体疲劳、呼吸急促和感知受损等症状是很常见的，而且由于大脑缺氧，您可能会突然晕倒。如果心率极快，即每分钟超过 200 次，则可能会危及生命。

📖 弗兰斯手术后回来了

弗兰斯（Frans）每天都外出散步，您可能会在散步的时候遇到他，但您一定不知道他在漫长的一生中，经历了什么样困难和痛苦。如今，他已经 87 岁了，仍在享受着自己的生活。

弗兰斯的人生经历可以说是欧洲现代历史的一部分，他与二战后来到瑞典的许多人一样，有着相似的命运。弗兰斯出生在匈牙利，他在童年和少年时期生活得很幸福,但后来战争来临,他成长的世界彻底改变了,获取食物变得越来越困难,他开始知道连续几天挨饿是什么滋味了。

在战争中,他童年时居住的家园遭到轰炸。多年后,他在大学学医。在 1956 年,他的一些大学同学参加了起义,反对当时的匈牙利政府,并反对苏联在匈牙利的所作所为。后来,他的那些大学同学被政府枪毙了。弗兰斯因支持他的同学们而被迫逃往瑞典。

到瑞典后,万事开头难,因为他不认识这里的任何人,也不懂这里的语言。然而,他渐渐地适应了新的环境,过上了自己喜欢的生活,组建了自己的家庭,结交了新朋友。他喜欢在自己的房子里做木工,在花园里劳作,夏天在外面慢跑,冬天在户外铲雪和滑雪。他是一名医生,对工作很投入。但是,当他退休的时候,他开始感觉到自己的身体有一些问题,并且曾经历过一次脑卒中。

有一天,刚满 80 岁的他发现自己患上了严重的心力衰竭和心律失常。他以前没有注意到自己有高血压和心脏瓣膜衰竭等这些疾病。他不得不接受紧急手术,他在生与死之间徘徊。尽管他年事已高,但是通过良好的护理,凭借坚强的意志和决心,他活着回来了。

他说:"一开始我没有食欲,但我强迫自己吃东西,我知道为了康复，我必须吃东西。"

弗兰斯有良好的饮食习惯，所以他的体重一直保持得很好，也正是这些饮食习惯帮助他战胜了病魔。此外，他从不抽烟，当他的食欲恢复时，他开始像以前一样吃东西。

他重申："所有的食物都是我自己买的和自己做的，对于一日三餐，我都很谨慎，因为菜肴的好坏很重要。"

"与之前一样，我吃的食物种类繁多，但动物脂肪含量很少，橄榄油、水果和蔬菜总是包括在内。晚餐我会尽量喝一杯红酒。"

"此外，我从不吃饱。"

诚然，他做完手术后，再运动起来很吃力。但是，他身体对以往运动的记忆帮助他逐渐增加了运动量。

"从一开始我只能走 3 米，到现在我一天要走 10 000～15 000 步，是的，至少要走 5 公里。我一直喜欢跳舞，现在我可以在不休息的情况下，连续跳 20 分钟的舞，这真是一件令人高兴的事。"

在年老后，力量锻炼很重要。术后的弗兰斯开始用橡皮筋和 2 公斤重的哑铃进行训练。现在他的肌肉力量和肌肉质量处于一个良好的水平。

"我在午夜前入睡，每天睡 8 个小时。"

弗兰斯的一生经历了很多的革命事件，他认为关注新闻是很重要的，同时他阅读很多书籍。

"是的，我每天都非常仔细地阅读报纸，我喜欢与他人讨论和辩论当前的政治事件。这样我才能保持活力。"

此外，弗兰斯的职业生涯仍未结束，因为他也是一位科研人员，还有一些研究项目正在进行中。

在瑞典找到一种宗教信仰很重要，尤其是在面对人生困难经历的时候。他说，宗教信仰益于获得有意义和健康的生活。

"我是一个虔诚的天主教徒，每个星期天都去教堂。在那里，我总是力所能及地帮助别人。更重要的是在那里我能与我的儿子和孙子（女）们保持良好的联系，我很高兴。"

如今，我们知道内心的压力对幸福和健康不利。弗兰斯对此表示赞同，对他而言，他总是相信一切都是最好的安排，这是很重要的。

"是的，我从不担心可能发生的事情，我是一个笑起来很轻松的人，总是试着从每件事中看到希望，弗兰斯说，保持快乐和幽默对我帮助很大，我对自己现在的生活充满感激之情。"

其 他 疾 病

（按瑞典语字母序列，从 A 到 S 排列）

下列疾病通常与生活方式相关，可以通过锻炼和控制体重来预防。请注意，我在这里仅作简明扼要的描述，并没有涵盖这些疾病所有的症状、病因和治疗方法。

📖 关节炎

在 45 岁以上的瑞典人群中，有 1/4 的人患有骨关节炎。这种疾病的特点是关节僵硬、疼痛以及功能受损，主要是因为关节软骨质量减少甚至丢失。当炎症发生的时候，关节变得发热和肿胀，并随着时间的推移而出现关节变形。过去的 30～50 年里，在瑞典受骨关节炎影响的人数成倍增加，很可能是由于体力活动减少和不良的饮食习惯，两者都会导致软骨修复能力受损。研究表明，胰岛素样生长因子 1(IGF-1) 的增加和胰岛素水平的升高可能会抑制软骨的修复能力。最常见的是膝盖和臀部的骨关节炎，女性比男性更常见。引发关节炎有多种原因，如遗传、超重、高血糖、既往受伤或剧烈的体力劳动，单侧负荷，以

及活动之间没有休息等。许多骨关节炎患者还患有手指
关节炎或手掌骨关节炎，除了劳损之外还有其他原因，如
遗传因素。在瑞典的许多地区，都设有骨关节炎的培训项
目，可以帮助缓解和防止病情恶化。经历了多年的关节炎
不适后，为了进一步避免疼痛和残疾，患者可能需要进行
相关手术，用髋关节或膝关节假体替换关节。

骨质疏松症

　　骨质疏松症是一种"无声"的骨骼疾病，因为在骨折之
前，例如摔倒导致的骨折，它不会引起任何症状。手腕、髋
关节和上臂骨折很常见。脊椎骨折会导致严重的背痛。
骨质疏松症是由于骨密度低和骨组织弱化而引起的，会导
致骨骼的强度降低。骨质疏松症可以通过骨密度检测进
行诊断。50 岁以上的女性中，约有 22％的人患有骨质疏
松症，而男性的这个数字仅为 7％。骨质疏松症可以分为
两种不同的形式：一种是由自然衰老、雌激素缺乏（更年
期）和生活方式因素引起的，如不活动、吸烟、饮酒和不良饮
食；另外一种继发性骨质疏松症是由其他疾病引起的，如糖
尿病、使用可的松治疗或维生素 D 缺乏。骨骼的生成与某
些激素和血管的功能密切相关，这可以解释为什么骨质疏

松症通常与心血管疾病有关。骨质疏松意味着发生骨折的风险增加，只有保持体育活动和良好的饮食结构，并进行科学的治疗，才能防止骨折和骨质疏松症的恶化。

📖 血脂紊乱

血脂的定义以及血脂检查的内容较为复杂，但是，请简单地记住：高密度脂蛋白胆固醇是健康的胆固醇，而低密度脂蛋白胆固醇是有害的。

血脂紊乱定义为胆固醇水平升高、甘油三酯（脂肪酸）升高或两者值都升高。因此，不同类型的血脂之间存在着不平衡。在瑞典，多达50％的成年人胆固醇水平升高。还有一种具有遗传倾向血脂紊乱，血液中胆固醇水平非常高，患心血管疾病的风险也很高。然而，这种遗传性的血脂紊乱很少见，在瑞典只有0.2％～0.5％的人有这种遗传性的血脂紊乱。当您血脂紊乱同时具有低密度脂蛋白胆固醇过高时，通常会出现高甘油三酯。甘油三酯过高也受遗传因素的影响，主要发生在胰岛素抵抗的人群中。

引起血脂紊乱的原因有很多，主要的危险因素包括饮食中含有过多的糖和脂肪、缺乏运动、吸烟、超重、肥胖和遗传等。妇女在怀孕期间，血脂水平也会受到影响。饱和脂肪是一种会影响胆固醇水平变化的饮食因素,更重要的是饱和脂肪会提高甘油三酯水平和低密度脂蛋白胆固醇水平,我们称之为"邪恶"胆固醇。良好的饮食和体育活动相结合可以降低低密度脂蛋白胆固醇和甘油三酯水平,并增加高密度脂蛋白胆固醇。高密度脂蛋白胆固醇是一种"好"胆固醇,可以预防冠状动脉动脉粥样硬化,从而预防心肌梗死。

雌激素有助于升高高密度脂蛋白胆固醇水平,降低低密度脂蛋白胆固醇水平,从而防止动脉粥样硬化。妇女在绝经后因为雌激素水平下降,会导致低密度脂蛋白胆固醇水平升高,高密度脂蛋白胆固醇水平降低,雌激素的缺乏会导致它对心血管的保护作用逐渐消失。

当我们饮酒过多、摄入糖和动物脂肪过多、体重过重、活动过少时,甘油三酯(脂肪酸)水平会升高。当新陈代谢低和慢性肾衰竭时,甘油三酯(脂肪酸)水平也会升高。

📖 痴呆

痴呆是几种大脑疾病的统称,其特征是认知功能受损、行为变化和智力减退。瑞典每年约有 25 000 人受到影响。痴呆最早可能在 50 岁时发生,其发病风险随着年龄的增长而增加。65 岁以后，患痴呆的风险每五年翻一番。大约有 1/5 的 80 岁以上的老人患有痴呆。随着年龄的增长，患有这种疾病的人数也在增加。

痴呆分为以下几类：

➢ 阿尔茨海默病是最常见的，约占发病人数的 60%。这种疾病是以德国精神病学家阿洛伊斯・阿尔茨海默（Alois Alzheimer）命名的。

➢ 血管性痴呆，约占 20%。这种疾病有时被称为血管水肿，其主要症状是由大脑血管的损伤和病理变化引起的。

➢ 路易体痴呆，约占 15%。路易体（Lewy body）由神经细胞中蛋白质的积累而成。

➢ 额颞痴呆，约占 5%。额颞也被称为额颞叶。

其他可能导致痴呆症的因素包括：

➢ 高龄。

➢ 帕金森病（Parkinson Disease，PD）。

➢ 酗酒。

➢ 头部扭伤。

有的老年人可能同时患有多种不同类型的痴呆，单纯地患有一种痴呆的病人比较少见。年龄是最大的风险因素。

不同的痴呆最初有不同的症状，但过一段时间后，不同的痴呆所表现症状的差异就会缩小。早期症状包括短期记忆丧失和单词丢失，认知功能降低，丧失时间和空间的定位能力、缺乏主动性以及执行指令的能力。有时患者会对周遭环境越来越冷漠，关注度越来越低。有些影响到运动能力的症状出现得比较晚，如影响走路和说话的能力，因此跌倒意外在这些病人中很常见。此外，焦虑、抑郁、幻觉、强迫和不安也时有发生。

📖 抑郁症

抑郁症是持续发生两周以上，情绪、思想和生理功能发生明显变化的心理障碍。这种情况可能会反复发作，但在间歇期症状会有所改善。抑郁症在女性中比在男性中更常见。在瑞典和挪威，大约有20％的人会在一生中的某个时候患有抑郁症。因此，抑郁症非常常见，相当于一种公共疾病，受遗传因素影响，但不呈简单的因果关系。负面压力会增加患抑郁症的风险，也会增加个人抑郁症易感性。易感性增加的风险因素是高度的精神压力，例如工作、分居、年幼时期的精神创伤、受到侵犯、疲劳和患身体疾病。体育活动可以缓解抑郁的情绪（请参阅关于锻炼的章节），减轻压力、保持良好的睡眠和良好的饮食习惯也可以缓解和预防抑郁症。

📖 高血压

当测量血压时，您会看到两个不同的值：高压，即收缩压，它是心脏收缩并将血液推向身体大动脉时的血压；低压，即舒张压，它是心脏舒张时，动脉血管弹性回缩时产生的压力。血压是以毫米汞柱（mmHg）为单位测量的。如果休息后重复测量，收缩压测量值为 140 mmHg 或更高，则表明收缩压过高，舒张压则不应高于 90 mmHg。高血压是心血管疾病的独立危险因素，应当进行治疗从而降低心血管疾病发病率和死亡率。一般来说，血压越高，患脑卒中、心脏病发作、心力衰竭、外周血管疾病、视网膜病变、肾衰竭和心血管疾病死亡的风险就越大。

瑞典至少有 25％ 的成年人患有高血压，并需要治疗。在全球范围内，高血压的发病率正在急剧增加。到 2025 年，全球约有 30％ 的人口将患有高血压。50 岁以后，收缩压升高比舒张压升高更危险。理想的情况下,年轻时高压低于 120 mmHg,老年时高压低于 160 mmHg。当高压为 180 mmHg 或更高时,就是严重的高血压。

高血压(Hypertension)是一个医学术语。实际上,95％的高血压是原发性高血压。原发性高血压多与遗传、不良生活方式和环境等多个因素相关,尤其是现代西方发达国家的生活习惯。胰岛素抵抗是患高血压的一种常见的诱因,因为它会导致血管舒缩功能下降。大约5％的高血压是继发性高血压。继发性高血压的发病有特定的原因,可能是肿瘤产生某些激素所致。在大多数情况下,肿瘤切除后患者的血压就会恢复正常。继发性高血压也可能是肾脏动脉变窄或肾上腺疾病引起的。在一些情况下,服用免疫抑制药物和抗炎药也会因升高血压而引发继发性高血压。另外,过量摄入甘草也会导致血压升高。

📖 慢性阻塞性肺病

慢性阻塞性肺病(Chronic Obstructive Pulmonary Disease,COPD)是一种炎症性疾病,会导致气道和肺组织包括肺泡发生炎症改变,随着时间的推移气道病变会逐渐加重和恶化，意味着即使接受气管扩张药治疗，气流受限也会变得难以改善。从长远来看，气道变窄，增加了肺泡塌陷的风险。肺泡之间的薄壁损坏或完全破裂，意味着疾病已经发展成为肺气肿。

慢性阻塞性肺病的诊断依据是肺活量。这是一种评估肺功能的客观检查，可以显示您能吹出多少空气、吹出的速度有多快。慢性阻塞性肺病有以下几种常见症状：呼吸急促、疲劳、精力不足、咳痰、喘息，并在运动时症状加重。此外，慢性阻塞性肺病还经常伴有呼吸道感染和体重下降。

40岁以上的人群中，约17％的人患有慢性阻塞性肺病，患者群体没有太大的性别差异。慢性阻塞性肺病在吸烟者，既往吸烟者中更常见，大多数吸烟者患有轻度慢性阻塞性肺病，33％患有中度慢性阻塞性肺病，5％的人会有重度慢性阻塞性肺病。

慢性阻塞性肺病的主要病因是吸烟，但是，即使是非吸烟者也可能会患上这种疾病。遗传性因素也很重要，有一种被称为α-1抗胰蛋白酶缺乏症的遗传性疾病，可导致肺部结缔组织形成，造成慢性阻塞性肺病进展。在城市环境中，长期暴露于工业空气污染，也是一个危险因素。

慢性肾脏病

慢性肾脏病被定义为肾脏损伤或血液中毒素过滤能力受损。肾损伤有 5 个不同阶段：轻度肾损伤、中度肾衰竭、晚期肾衰竭、严重肾损伤和终末期肾衰竭。随着年龄的增长，肾损伤更容易出现。男性患者比女性患者更为多见。在西方国家，64 岁以上的人中有 23％～36％患有慢性肾脏病，但是，很多患有慢性肾损伤的人病情没有加重，甚至有的人都没有注意到自己患病，因此，他们没有发展到晚期肾衰竭，不需要透析或肾脏移植。

患慢性肾功能衰竭最常见的原因是慢性肾脏炎症，其次是糖尿病、遗传性多囊肾病（一种导致肾脏形成充满液体水泡的疾病）、高血压和慢性肾盂肾炎。还有一些病例的发病原因尚不清楚。高血压和糖尿病是慢性肾功能衰竭的危险因素，因此控制好血压和血糖，我们是可以预防慢性肾功能衰竭的。

慢性肾功能衰竭会导致口干、口渴加剧和口腔中出现金属味。患者可能会感到恶心、大便稀溏和食欲下降，身体还会出现贫血和血压升高，钙失衡和骨的钙化降低，以及胰岛素抵抗等表现，患心血管疾病的风险也会增加。我通常会给我的患者列出一份生活方式因素清单来提醒患者注意，因为这些因素可能会导致肾脏疾病的恶化。事实证明,我的建议对大多数患者都有效。

偏头痛

偏头痛的临床表现是机体出现严重的头痛,通常是单侧的、血管搏动性头痛。头痛之前可能会出现视力模糊(有时冒火星)、恶心、对声音和光线敏感等症状,有时还会出现视力下降、感觉或言语丧失(失语症)。当偏头痛发作的时候,躺在一个安静黑暗的房间里休息可以缓解症状。偏头痛存在慢性偏头痛和复发性偏头痛等多种头痛类型。偏头痛是世界上第三常见的疾病,女性的发病率略高于男性。在瑞典,约 1/8 的成年人患有偏头痛,但在 40 岁后,偏头痛的问题往往会减少。遗传和环境两方面因素都可能导致偏头痛病发。

有害的血脂和健康的血脂

胆固醇和甘油三酯是血脂中的 2 种类型。甘油三酯来源于食物且由肝脏生成,储存在脂肪组织中作为能量供应的来源。胆固醇是构成细胞和形成激素所必需的。

低密度脂蛋白胆固醇升高会加速动脉粥样硬化,即沉积在血管壁,使血管变得僵硬和狭窄,最终可能堵塞血管,诱发各种心血管疾病。

高密度脂蛋白胆固醇通常被称为健康胆固醇,具有重要的保护血管的作用,它可以将有害的胆固醇从血管壁上带走。

甘油三酯水平过高也会导致动脉粥样硬化,但最重要的是会影响肝脏、心脏、肌肉和胰岛素产生细胞等的工作。临床上血脂异常会出现低密度脂蛋白和甘油三酯水平同时升高,而高密度脂蛋白的水平较低。

总胆固醇水平

- 在 5.0 和 6.4 之间,略有升高。

- 在 6.5 到 7.9 之间,适度升高。

- 超过 8.0 时,非常高。

在总胆固醇值高于 6.5 的人群中,有害胆固醇 LDL(低密度脂蛋白胆固醇)和健康胆固醇 HDL(高密度脂蛋白胆固醇)之间的分布情况尤其令人关注。如果低密度脂蛋白胆固醇是高密度脂蛋白的 3 倍,通常建议去医院进行治疗。医生将根据您是否有其他心血管疾病的风险因素,来评估您的胆固醇水平,以及您是否应该服用降胆固醇药物。

(资料来源:1177 瑞典医疗保健咨询网站)

📖 帕金森病

帕金森病是一种慢性神经系统疾病，具有典型的发病模式和疾病进展过程，其主要特点是活动能力下降和动作迟缓、静止性震颤、身体僵硬和平衡能力受损。这些症状通常是悄悄地出现。有些人最终可能出现抑郁、疲劳、认知障碍、冷漠、睡眠障碍、疼痛和便秘。患者的血压可能会下降，需要注意的是，治疗帕金森的药物也会导致低血压，因此帕金森病会增加跌倒的风险。

帕金森病与神经退行性物质多巴胺缺乏有关，是仅次于阿尔茨海默病的第二大常见神经退行性疾病。这意味着一些神经细胞会慢慢枯萎。现在帕金森病患病人数正在逐步增加，部分原因是我们活得更长，但也与生活方式因素有关。业已证明，体育活动可以降低患帕金森病的风险。男性患有帕金森病的概率略高于女性。

📖 多囊卵巢综合征

多囊卵巢综合征（Polycystic Ovarian Syndrome，PCOS）可能是具有生育能力的女性中最常见的激素紊乱性疾病。典型的症状包括月经不规律、痤疮、面部和躯干毛发增多、怀孕困难和体重增加。多囊卵巢综合征是根据以下 3 个标准定义的：月经紊乱、睾酮水平升高和多囊卵巢（许多小而未发育成熟的卵泡）。如果已经达到其中 2 个标准，并且排除了其他原因，就可以做出诊断。

研究表明，不同国家多囊卵巢综合征的患病率有所差异，但都在 6％～20％之间。在某些人群中多囊卵巢综合征发病率较高，而在其他人群中较低。生活方式因素会影响疾病的进展，例如胰岛素抵抗。多囊卵巢综合征的临床症状通常与体重增加和肥胖有关。患有多囊卵巢综合征的孕妇患妊娠期糖尿病和其他妊娠并发症的风险会增加。多囊卵巢综合征也具有家族性，这表明该疾病存在一定的遗传因素，但遗传并不是单一因素。

📖 银屑病

银屑病是最常见的一种皮肤病，其症状包括皮肤发红、呈鳞状，时有发痒，皮肤出现斑块和皮疹。该病出现的原因是皮肤细胞生长过快与皮肤发炎。在各种治疗的帮助下，皮疹可以在很长一段时间内消失。银屑病不具备传染性。

据估计，在瑞典有 3％的人患有牛皮癣，男女两种性别受影响的概率相同，但男性往往会患有一种更难治愈的牛皮癣变体。银屑病分为轻度、中度及重度三种。轻度的银屑病会影响5%以下的体表皮肤，而重度的银屑病会影响身体表面的大部分皮肤。诱发或加重银屑病的因素包括感染、服用某些药物、吸烟、饮酒量增加和长期承受巨大的压力，也可能与代谢综合征和心血管疾病有关。有一种遗传变异引发的银屑病可能比晚期银屑病更具攻击性。银屑病可能导致相关关节疾病，即银屑病关节炎。目前，银屑病被归类为自身免疫性疾病，可以通过药物治疗。

自身免疫是免疫系统对自身组织形成自身抗体的有害攻击，自身抗体可以在疾病中表达。形成自身抗体免疫紊乱的发病具有遗传倾向，其诱发因素尚不清楚。但是，严重的压力可能是其中一种诱发因素。自身抗体可以影响所有产生激素的组织，也可以影响其他器官，如皮肤、关节和神经系统。自身免疫性疾病在女性中更为常见。

美国有一项针对6 000名美国女性的研究表明，体育活动可以降低患自身免疫性疾病的风险。但如果他们只是走路，那作用微乎其微，也就是说，低体力活动并没有这种效果。

📖 原发性甲状腺功能减退症

在瑞典，约有3%～5%的人患有原发性甲状腺功能减退症。这种疾病在女性中的发病率是男性的四到五倍,而 50 岁以下的女性发病率仅有 2%。原发性甲状腺功能减退症的诊断是通过血液检查结果来确定的。最常见的原因是自身免疫性炎症,但也有其他原因。甲状腺产生的激素几乎影响身体的所有功能。如果甲状腺分泌的激素(T_4 和 T_3)过少,人体的新陈代谢就会降低。

甲状腺功能减退症的症状可能千差万别:疲劳、身体不好、呼吸急促、凝血不良、畏寒、体重增加、便秘、肌肉和关节疼痛(通常发生在小关节)、肌肉痉挛、肌肉无力、皮肤发黄并伴有面部肿胀、皮肤发干、头发干燥粗糙、心率低、声音嘶哑、高血脂、贫血、肾功能受损和肝脏受损都是其中之一。如果女性患甲状腺功能减退症的同时患有糖尿病,还会出现一些与生育有关的症状,如月经不规律或延迟、不孕、流产、妊娠并发症和性欲下降。此外,患者的行动可能会变得缓慢,甚至影响思维和语言能力,听力也会受损。注意力和记忆力也可能下降,出现抑郁、焦虑和易怒等情绪,使人的个性发生改变;老年患者可能会出现阿尔茨海默病症状。甲状腺功能减退症有时会导致甲状腺肿大,也被称为甲状腺肿。

为了恢复正常的新陈代谢,必须补充外源性甲状腺激素酪氨酸(T_4)。药物 Levaxin 或 Eut-hyrox 是由酪氨酸合成的。这种药必须终身服用，服药初期可能需要一段时间才能确定适宜的剂量。有些人需要补充三碘甲状腺原氨酸（T_3）。生活方式的改变，如良好的饮食习惯和体育活动，也可以使疾病朝着积极的方向发展，并使药物产生更好的治疗效果。

📖 背部和颈部疾病

谈到背部和颈部慢性病等问题，我指的是休息时背部和颈部的疼痛，或者是持续至少 3 个月时间的运动性疼痛。在西方发达国家，有 80％的人在某个时候会感到背痛，大多数人会在背部持续疼痛发作之前有背部不适的感觉。大约有 50％的人会出现颈部疼痛的问题，但并非所有人都会出现持续 3 个月以上颈部疼痛的症状。女性患有颈部疼痛的人数多于男性，但在慢性背部疼痛方面，似乎没有性别差异。导致背部和颈部疼痛的因素包括繁重和有压力的工作，以及长期不正确的工作姿势，但是，背部和颈部疼痛的病因是复杂的。那些久坐不动的人比那些经常运动的人患这种病的风险高 30％；与此同时，那些从事非常剧烈的体育活动的人患这种病的风险要比常人高出 20％。此外，高龄、心理问题和遗传因素也可能是背部和颈部疼痛的发病因素。在休息或改变姿势如向前屈伸的时候,背痛、坐骨神经痛和其他神经系统异常所导致的疼痛会消失。

当您背部疼痛时,运动通常是有益的,运动可以使肌肉更强健。散步和游泳是有好处的,但应避免举起或携带重物。在您举起重物之前,要尽可能让物体靠近您的身体,在举起重物的过程中尽量弯曲您的腿而不是弯曲您的背部,以及不要把您的背部转向侧面。掌握这些关于举起重物的技巧可以预防背痛。

📖 脑卒中

脑卒中,俗称中风,是由脑血栓或脑出血引起的一类疾病的统称。脑卒中会导致大脑缺氧,从而使机体各种生理功能出现异常。脑卒中的症状因脑组织受损的部位而异,如果脑组织受损的部位控制着人体的运动功能,这意味着或多或少会发生偏瘫。脑卒中还会影响人的感觉、平衡、协调、言语和认知能力,以及导致视力受损和抑郁,还会出现包括疲劳和疼痛等的其他症状。

世界上平均每6个人中就有1个人患有脑卒中,瑞典每年约有25 000人患有脑卒中,其中约3/4的人得以幸存。在过去的 15 年里，瑞典患脑卒中的人数几乎减少了一半。女性患脑卒中的平均年龄为 76 岁，高于男性。有大约 20％的脑卒中患者处于工作年龄。许多人在脑卒中后有不同程度的残疾，但在第一次脑卒中后进行康复训练，有利于降低再次发病的风险。

脑卒中的风险因素包括控制不佳的高血压、糖尿病、吸烟、低体力活动、未经治疗的心房颤动和血管畸形，以及口服某些药物，如雌激素和避孕药；还有遗传因素，如高胆固醇水平和高浓度的一种名为 Lp(a) 的脂蛋白（Lipoprotein A），这种蛋白质将胆固醇输送到血管壁，从而导致动脉粥样硬化。年龄增长本身也是一种风险因素。

结　语

　　我开始写这本书的时候,新冠肺炎大流行尚未爆发,但是,当我写完这本书的时候,新冠肺炎已经流行。此时,我们生活在瑞典,生活在这个世界上,都面临着一个全新的威胁:要么我们自己感染了新冠肺炎,要么我们的亲人感染了新冠肺炎。为了更好地预防和治疗新冠肺炎,我们的生活在许多方面都受到了限制。当诸如新冠肺炎这样的瘟疫爆发的时候,我们不得不采用自我隔离、注意卫生和相互远离的办法来防控疾病的感染。这将会影响我们的健康和寿命吗? 在这样的情况下,我在书中提出的关于提高健康水平和改善生活方式的提示和建议还有价值吗?我的答案是肯定的。因为在这种情况下,遵循这些提示和建议变得更加重要。我们只有提高健康水平,才能更好地应对新冠肺炎的感染,才能活得更好、更长寿。

📖 您采纳我的建议吗？

最后，您可能会想如何去做才能延长寿命？您认为我在这本书中提出的这些建议值得采纳吗？我希望您可以试一试，因为我每天都在努力地将这些建议应用于我的生活。在过去的 20～30 年里，我逐渐改变了很多不良的生活习惯，今后还将继续改变。

对我来说，最容易改变的是饮食习惯，即找到自己适合的饮食以及进食的时间。我采用的饮食方式是地中海式饮食，加上每周五天从晚上 10 点到第二天中午 12 点为时 14 小时的禁食，对我来说这样的饮食方式效果很好。另外，每个月有 2～3 次，我把一天中饮食的热量保持在 500～600 卡路里，并持续一到两天，这对我来说感觉也很好。现在我试着把禁食的时间提前 2 个小时，即从晚上 8 点到第二天上午 10 点禁食。

我还设法减少压力带来的负面影响，不过还没有找到自我恢复的方法。当然，这些产生压力的因素已经发生了变化，我年轻时候的压力主要来源于抚养年幼的孩子和兼顾我所从事的职业。如今，我老了，依然有丰富的职业生活，并渴望做更多的工作。我想活得足够长，做我想做的一切。

遗憾的是,在过去的 15～20 年里,我没有优先考虑有规律的体育活动。但如今,我开始了体育锻炼,并将其作为我的一种生活习惯。记得在我 40～50 岁的时候,我每天早上都会在附近的大自然环境里跑一圈。

幸运的是,我的睡眠一直都很好,但是,我不善于遵循生物钟的节律。生物钟的自然节奏是日出而作,日落而息。因此,为了保持健康,我必须优先考虑遵循生物钟的节律,并投入更多的时间做有规律的力量训练和有氧运动。

在 50 岁那年,我遭遇了人生危机,这是我人生的一个重要的转折点。后来,在一位智者的帮助和鼓励下,我认识到萎靡不振对于自我形象的许多方面都不利,我意识到我仍然是优秀的。从那一刻起,我重新感受到了幸福,并对生活充满感激。我想,我们要敢于相信自己,相信自己可以创造奇迹,相信自己可以改掉坏的生活习惯并养成好的生活习惯,相信努力永远不会太迟!

祝您好运,也祝您有一个好的生活习惯!

索　引

参 考 文 献

Blå zoner för ett långt och hälsosamt liv Åldrandets gåta:
    metoderna som förlänger ditt liv. Henrik Ennart, Ordfront
    förlag, 2013.

The Blue Zones (2nd edition). Dan Buettner, National Geographic
    Society, 2012.

Att äta för ett långt och hälsosamt liv Slutbantat: förstå din
    kropp och få en vikt som håller livet ut. Erik Hemmingsson,
    Bonnier Fakta, 2018.

Förbättra din tarmflora: vetenskap, tips och recept. Michael
    Mosley, Bonnier Fakta, 2018.

Hälsosam livsstil: och det goda i livet. Mai-Lis Hellenius, Ica
    Bokförlag, 2010.

5 : 2-dieten: friskare, smalare, längre liv med halvfasta. Michael
    Mosley och Mimi Spencer, Bonnier Fakta, 2013.

Ett sötare blod. Ann Fernholm, Natur &- Kultur, 2012.

Hjärnkoll på maten. Martin Ingvar och Gunilla Eldh, Natur &-
    Kultur, 2011.

Mosleymetoden: Gå ner i vikt och förbättra din hälsa med enkelt

3-stegs-program. Michael Mosley, Bonnier Fakta, 2019.

Dietkompassen: Vetenskapen visar vägen. Malin Attefall, Natur & Kultur, 2020.

Matens betydelse för åldrandet och livslängd (översikt). Tommy Cederholm och Mai-Lis Hellenius, Läkartidningen 2016; vol. 113: DYMA (sid. 1275 – 1278).

The effects of intermittent or continuous energy restriction on weight loss and metabolic disease risk markers: a randomized trial in young overweight women; M. N. Harvie et al. International Journal of Obesity 2011; 35: 714 – 727.

Ten-Hour Time-Restricted Eating Reduces Weight, Blood Pressure, and Atherogenic Lipids in Patients with Metabolic Syndrome. Michael J. Wilkinson et al. Cell Metabolism 2020; 31: 1 – 13.

Review Metabolic and vascular effect of the Mediterranean diet. Antonino Tuttolomondo et al. Tuttolomondo A, Simonetta I, Daidone M, Mogavero A, Ortello A, Pinto A. Metabolic and Vascular Effect of the Mediterranean Diet. Int J Mol Sci. 2019; 20(19): 4716.

Mediterranean diet and quality of life: Baseline cross-sectional analysis of the Predimed-Plus trial. I. Galilea-Zabalza et al. PLoS One. 2018; 13(6): e0198974.

Meal frequency and timing in health and disease. Mark P. Mattson et al. Proc Natl Acad Sci USA. 2014; 111(47):

16647 - 53.

Rör på dig för att orka i långa loppet Träna 3 minuter i veckan：
5：2-guruns guide till högintensiv träning. Michael Mosley
och Peta Bee，Bonnier Fakta，2014.

Stark hela livet. Jessica Norrbom och Carl Johan Sundberg，
Bonnier Fakta，2019.

Hälsa på recept：Träna smartare Må bättre Lev längre. Anders
Hansen och Carl Johan Sundberg，Fitnessförlaget，2014.

Yrkesförening för Fysisk Aktivitet（YFA），Fysisk aktivitet i
Sjukdomsprevention och Sjukdomsbehandling. FYSS 2017.
Läkartidningen Förlag AB.

Midlife Cardiovascular Fitness and Dementia：A 44-year Longitudinal
Population Study in Women. Helena Hörder et al. Neurology.
2018；90(15)：1298 - 1305.

Physical exercise improves strength，balance，mobility，and
endurance in people with cognitive impairment and dementia：A
systematic review. F. M. Lam et al. Journal of Physiotherapy，
2018；64：4 - 15.

Exercise at 65 and beyond. Batt ME et al. Sports Medicine，
2013；43：525.

Att sova bra och hälsosamt Sömnens betydelse för hälsa och
arbete. Torbjörn Åkerstedt，Bauer Bok，2001.

Det goda åldrandet. Vad du behöver veta om din kropp och hälsa.
Andra upplagan. Huvudredaktör Dan Bagger-Sjöbäck，

Carlsson，2017.

Att varva ner är bra i längden Skärmhjärnan：hur en hjärna i osynk med sin tid kan göra oss stressade，deprimerade och ångestfyllda. Anders Hansen，Bonnier Fakta，2019.

Stressbalansen：Omstart för kropp，sinne，relationer och livsglädje. Rangan Chatterjee，Norstedts förlag，2019.

Hjärnstark：hur motion och träning stärker din hjärna. Anders Hansen，Fitnessförlaget，2016.

Varför mår vi så dåligt när vi har det så bra. Nisse Simonson，Brombergs Förlag，2008.

The Happiness Project. Gretchen Rubin，HarperCollins Publishers，New York，2009.

Restorative effects of visits to urban and forest environments in patients with exhaustion disorder. Elisabet Sonntag Öström et al. Urban Forestry &. Urban Greening，Volume 13，Issue 2，2014.

Alkohol-hur mycket är lagom? Risk thresholds for alcohol consumption：combined analysis of individual-participiant data for 599912 current drinkers in 83 prospective studies. Angela M. Wood et al. The Lancet.com. 2018；391：1513 – 1523.

Hälsokollen — en investering i livslång hälsa Enabling healthful aging for all — The National Academy of Medi-cine grand challenge in healthy longevity. Victor J. Dzau et al. N Engl J

Med. 2019；381（18）：1699 – 1701.

Impact of healthy lifestyle factors on life expectancies in the US population. L. Yangping et al. Circulation 2018：137.

Association of sugary beverage consumption with mortality risk in US Adults. A secondary analysis of data from the REGARDS study. Lindsay J. Collin et al. Journal of American Medical Association，Network Open 2019；2（5）：e193121.

Depression and metabolic syndrome in older population：A review of evidence. Nikolena Repousi et al. Journal of Affective Disorders 2018；237：56 – 64.

Depression and insulin resistance. Cross-sectional associations in young adults. Diabetes Care 2010；33（2）：1128 – 1133.

Det goda åldrandet. Vad du behöver veta om din kropp och hälsa. Andra upplagan. Huvudredaktör Dan Bagger-Sjöbäck，Carlsson，2017.

Hälsobalansen. Rangan Chatterjee，Norstedts förlag，2019.

Sjukdomar vi själva kan förebygga Syndrome W：A Woman's Guide to Reversing Midlife Weight Gain. Harriette R. Mogul，M. Evans，Maryland USA，2010.

Cardiovascular mortality，all-cause mortality，and diabetes incidence after lifestyle intervention for people with impaired glucose tolerance in the Da Qing Diabetes Prevention Study：a 23-year follow-up study. Guangwei Li et al. The Lancet com/diabetes-endocrinology 2014；2；474－480.

Low Risk Diet and Lifestyle Habits in the Primary Prevention of Myocardical Infarction in men；a Population Based Prospective Cohort Study. A. Åkesson m.fl. Journal of American College of Cardiology，2014；30；64(13)；1299－1306.

Metabola syndromet，Mai-Lis Hellenius &. Sigmund A. Anderssen，s. 452－465，FYSS 2017. Läkartidningen Förlag AB.

Predictors of independent aging and survival；A 16-year follow-up report in octogenarian men. Kristin Franzon et al. J Am Geriatr Soc. 2017；65(9)；1953－1960.

Worldwide trend in diabetes since 1980；a pooled analysis of 751 population-based studies with 4.4 million participants. NCD Risk factor Collaboration (NCD-RisC). The Lancet 2016；387；1513－1530.

Prolonged nightly fasting and breast cancer prognosis. Catherine R. Marinac et al. Journal of American Medical Association Oncol 2016；2(8)；1049－1055.

Physical activity and risks of proximal and distal colon cancers；A systematic review and meta-analysis. T. Boyle m.fl. J. Natl. Cancer Inst 2012；104(20)；1548－61.

Can Healthy Diets，Regular Exercise，and Better Lifestyle Delay the Progression of Dementia in Elderly Individuals? George EK，Reddy PH. J Alzheimers Dis. 2019；72(s1)；37－58.

Skeletal Muscle PGC-1alfa1 Modulates Kynurenine Metabolism

and Mediates Resilience of Stress-induced Depression，Leandro Z. Agudelo et al. Cell 2014；159：33－45.

Det goda åldrandet. Vad du behöver veta om din kropp och hälsa. Andra upplagan. Huvudredaktör Dan Bagger-Sjöbäck，Carlsson，2017.

Effects of Intermittent Fasting on Health，Aging，and Disease（Review）R. de Cabo and M. P. Mattson，New England Journal of Medicine，2019；381：2541－2551.

其他资料来源：

1177.se

www.livsmedelsverket.se

www.folkhalsomyndigheten.se